MIKROBIOLOGISCHES PRAKTIKUM

VON

PROFESSOR DR. ALFRED KOCH

DIREKTOR DES LANDWIRTSCHAFTL.-BAKTERIOLOGISCHEN
INSTITUTS DER UNIVERSITÄT GÖTTINGEN

MIT 4 TEXTABBILDUNGEN

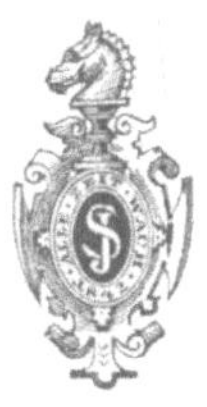

BERLIN

VERLAG VON JULIUS SPRINGER

1922

ISBN-13:978-3-642-98487-7   e-ISBN-13:978-3-642-99301-5
DOI: 10.1007/978-3-642-99301-5

Vorwort.

„Nachdem ich die Einrichtung und Leitung des neu gegründeten landwirtschaftlich-bakteriologischen Instituts der Universität Göttingen im Jahre 1901 übernommen hatte, kündigte ich auch bakteriologische Übungen an. Zu diesen fanden sich außer einigen Landwirten mehr und mehr auch Studierende der Naturwissenschaften ein, vor allem Chemiker. Die Zahl der Praktikanten stieg weiter, als es nach einigen Jahren gelang, die Anerkennung der landwirtschaftlichen Bakteriologie als selbständiges Fach bei der philosophischen Fakultät durchzusetzen und damit zu erreichen, daß dieser Wissenszweig als Fach im Doktorexamen rechnete. Um uns den Unterricht und den Praktikanten die Arbeit zu erleichtern, habe ich mich nun entschlossen, die in unseren bakteriologischen Übungen vorgeführte und allmählich immer mehr ausgebildete Reihe von Aufgaben im Druck erscheinen zu lassen. Die Anordnung dieser Sammlung ist dieselbe, wie sie sich in unseren bakteriologischen Übungen im Laufe der Jahre als praktisch erwiesen hat. Das Praktikum ist in drei Semester eingeteilt und kann restlos erledigt werden, wenn wöchentlich ein halber Tag dafür verwendet wird. Diese Arbeitszeit von drei Semestern ist dementsprechend hier vorgeschrieben, wenn Doktoranden landwirtschaftliche Bakteriologie als Nebenfach wählen. Ich hoffe, daß diese Aufgabensammlung nicht nur von Studierenden der Landwirtschaft mit Vorteil verwendet werden wird, sondern auch von Chemikern, denn diese werden durch Beschäftigung mit den hier vorgeführten Aufgaben mit vielen Fragen der Biochemie in Berührung gebracht, und dies erregt ihr lebhaftes Interesse, wie unsere Erfahrung gezeigt hat. In diesem Zusammenhange sei darauf hingewiesen, daß kein Geringerer wie Emil Fischer in seinen Studienjahren unter der Leitung so namhafter Vertreter der Bakteriologie wie Fitz und De Bary in Straßburg sich mit bakteriologischen Studien abgegeben hat und anerkannte, daß ihm dies bei seinen späteren Arbeiten sehr von Nutzen war. Auch der Botaniker wird in der vorliegenden Sammlung hoffentlich manches ihn Interessierende finden, besonders im Hinblick auf die Pflanzenphysiologie. Ich will nicht unterlassen zu bemerken, daß frühere Schüler von mir Versuche aus unserem Praktikum auch mit Vorteil im Schulunterricht vorgeführt haben. Es ist Wert darauf gelegt, daß die Versuche meist mit Organismen durchgeführt wurden, die man sich selbst leicht einfangen kann. Wo es möglich erscheint, werden alle Aufgaben nach der chemischen Seite quantitativ durchgeführt. Mit verschwindenden Ausnahmen sind die Versuche vielfach selbst durchprobiert." —

Nachtrag.

Am 22. Juni 1922 schied mein lieber Vater aus dem Leben und hinterließ das vorliegende Büchlein in fast fertigem Zustande. Das oben abgedruckte Vorwort ist der erste Entwurf zu einem solchen und ist das Letzte, was mein Vater geschrieben hat. Ich weiß aber, daß er gern noch einige Punkte hervorgehoben hätte. Die Tatsache, daß sich das vorliegende Büchlein von anderen Praktiken der Bakteriologie wesentlich dadurch unterscheidet, daß neben der Morphologie besonderer Wert auf Physiologie und die chemischen Leistungen der Bakterien und Pilze gelegt worden ist, zeigt deutlich die Ansicht meines Vaters, deren Bestätigung durch Haber*) er gern hervorhob, daß die zukünftige Chemie von den Leistungen der Lebewesen viel zu lernen hätte.

Ein Studium in der angedeuteten Richtung ist aber nicht denkbar ohne Beachtung der Enzyme. Mein Vater schrieb einmal: „Eine große Rolle auch im Leben der Bakterien, Hefen und Pilze spielen die Enzyme, jene Körper, deren erstaunliche Wirkungsfähigkeit den Physiologen ebenso wie den physikalischen Chemiker fesselt, und durch deren Erforschung man einmal die Brücke zum Verständnis der geheimnisvollen Lebensvorgänge zu finden hofft."

---

*) Haber, „Das Zeitalter der Chemie, seine Aufgaben und Leistungen". Vortrag, gehalten in der Akademie der Wissenschaften, Berlin. Abgedruckt in der Zschr. f. angewandte Chemie, 1922, Heft 7, vom 24. Januar 1922.

So erscheint es gerechtfertigt, daß der dritte Teil des Buches ausschließlich Aufgaben und Versuche aus der Lehre von den Enzymen enthält.

Ich möchte zum Schlusse nicht versäumen allen denen herzlich zu danken, die meinem Vater bei Ausarbeitung und Niederlegung des vorliegenden Praktikums geholfen haben. Besonders Frl. Dr. Oelsner hat sich für Ausgestaltung des Praktikums ein großes Verdienst erworben.

Hiermit übergebe ich das letzte Werk meines Vaters der Öffentlichkeit und wünsche ihm gute Fahrt.

Göttingen, den 1. Juli 1922. **Richard Koch.**

Inhaltsverzeichnis.

1. Bau und Entwicklung von Schimmelpilzen: Oidium lactis, Penicillium glaucum. Reinkultur.

Auf der Oberfläche freiwillig gesäuerter Milch stellt sich bekanntlich häufig ein weißer Schimmelüberzug ein. Streicht man mit einem zur Öse gebogenen Platindraht, den man zur Sterilisation durch die Flamme gezogen hat, über diese Schimmeldecke vorsichtig hin und vermeidet dabei ein zu tiefes Eintauchen, damit man möglichst wenig Tröpfchen des Butterfettes in das Präparat bekommt, so bemerkt man unter dem Mikroskop Zellfäden und kurze dicke stäbchenförmige Sporen des Pilzes Oidium lactis. Die Zellfäden stellen das Mycelium des Pilzes dar, seine Fortpflanzungsorgane oder Sporen entstehen in denkbar einfachster Weise durch Zerfall der Myzelfäden in stäbchenförmige Stücke verschiedener Länge. In dem wie vorbeschrieben hergestellten Präparat aus saurer Milch finden sich noch andre Organismen, z. B. sehr kleine Stäbchen eines Milchsäure aus dem Milchzucker der Milch bildenden Bakteriums. Wir stellen daher eine Reinkultur von Oidium lactis her, indem wir etwa 10 ccm Hefewassergelatine, welche in einem Reagenzrohr unter Watteverschluß sterilisiert wurde, bei höchstens 40° im Wasserbade schmelzen, darin eine Nadelspitze von Oidium lactis-Sporen durch gründliches Schütteln verteilen und dann den Inhalt des Röhrchens in eine bei 120° C 20 Minuten im Trockenschrank sterilisierte Petrischale gießen, so daß die Gelatine die Petrischale gleichmäßig bedeckt. Wir schwenken dann das erste mit Oidium lactis geimpfte Gelatinerohr noch zweimal mit je 10 ccm sterilisierter geschmolzener Hefewassergelatine in derselben Weise wie das erstemal aus und gießen diese beiden Portionen in zwei weitere Petrischalen. So erhalten wir drei Verdünnungen, d. h. drei mit absteigenden Mengen von Oidium lactis-Sporen geimpfte Gelatineplatten, die nun bei Temperaturen von höchstens 20° C hingestellt werden, bis punktförmige Kolonien aus den eingeimpften Oidium lactis-Sporen darauf erwachsen. Je dünner die Gelatineschicht beimpft wurde, desto weiter liegen die Kolonien voneinander entfernt, und desto leichter vollzieht sich nun die Entnahme von reinkultiviertem Material aus einer der Kolonien, die aus je einer Spore erwachsen sind und daher nur reines Material von Oidium lactis enthalten.

Wir betrachten nun zunächst die auf der Gelatineplatte erwachsenen Kolonien des Pilzes mit schwacher Vergrößerung und können so sehr schön die Sporenbildung beobachten. Von den Kolonien strahlen nämlich Fäden aus, die über die Gelatine hinwachsend in die stäbchenförmigen Sporen zerfallen. Da die Gelatine dem wachsenden Pilzfaden Widerstand entgegenstellt, knicken die Fäden an den Abgliederungsstellen der einzelnen Sporen ein, und so verlaufen die Fäden zickzackförmig.

Wenn die Kolonien des Pilzes größer werden, so riecht die Gelatineplatte nach Käse, weil der Pilz Eiweißstoffe und auch Gelatine in der Weise, wie dies bei der Käsereifung bekannt ist, chemisch abbaut. (Über die Bedeutung dieses Pilzes für die Käsereifung durch Milchsäureverbrauch und Eiweißumwandlung siehe Aufgabe 2.)

Reines Material entnimmt man von isoliert liegenden Kolonien des Pilzes mit einer sterilisierten Platinnadel. Gewöhnlich bedient man sich dabei nur des unbewaffneten Auges, ich ziehe aber die Benutzung eines Präpariermikroskopes oder eines Mikroskopes mit bildumdrehendem Okular nach Nachet[1]) weit vor, weil man auf diese Weise sicher geht, mikroskopisch kleine, der abzuimpfenden benachbarte Kolonien anderer Organismen, die man mit bloßem Auge nicht sieht, die aber das zu entnehmende reine Material verunreinigen würden, nicht zu übersehen. Man legt zu diesem Zwecke die Gelatineplatte unter das Mikroskop bei ganz schwacher Vergrößerung mit großem Fokalabstand, stützt den kleinen Finger der die Platinnadel führenden Hand auf den Objekttisch des Mikroskopes und führt die Nadel unter mikroskopischer Kontrolle in die ausgewählte isoliert liegende Kolonie. Das so entnommene reine Material überträgt man in ein Röhrchen mit sterilisiertem Hefewasser oder Molken oder Milch, sticht die Nadel außerdem in den Inhalt eines Hefewassergelatineröhrchens möglichst tief ein und streicht mit der Nadel über die Oberfläche eines schräg erstarrten Hefewassergelatineröhrchens und beobachtet das Wachstum des Pilzes, der die Gelatine durch Peptonisierung verflüssigt. Für

---

[1]) Von R. Winkel in Göttingen.

weitere Versuche hat man dann in solchen Röhrchen immer reichlich reines Aussaatmaterial zur Verfügung. Aus einem Reinkulturröhrchen von Oidium lactis macht man nun eine Hängetropfenkultur, um das Wachstum des Pilzes mikroskopisch fortlaufend verfolgen zu können.

Man zieht ein Deckglas behufs Sterilisation durch die Flamme, setzt darauf mit der Platinöse einen Tropfen sterilen Hefewassers, impft in diesen Tropfen einige Sporen von Oidium lactis und legt das Deckglas so auf einen hohlgeschliffenen Objektträger, daß der Tropfen frei in den Ausschliff hereinhängt. Ein Tropfen Wasser oder Vaseline zwischen Objektträger und Deckglas gebracht, verhindert eine Verschiebung des Deckglases.

Vorsicht ist beim Einstellen solcher Hängetropfenkulturen mit dem Mikroskop geboten, weil der Anfänger beim Durchsuchen des Tropfens leicht das Mikroskop zu tief einstellt und dabei das hohlliegende Deckglas zerdrückt. Es ist ratsam, immer zuerst den Rand des Hängetropfens einzustellen, welcher als eine deutlich sichtbare Linie sich im mikroskopischen Bilde markiert, und von da aus den Tropfen zu durchsuchen.

Im Hängetropfen von Oidium lactis beobachtet man das Hervorwachsen des Keimschlauches aus den Sporen, die Querwände und Verzweigungen der Pilzfäden oder Hyphen, welche in ihrer Gesamtheit das Myzelium des Pilzes bilden. Die Zellen der Hyphen zeigen außen eine deutliche Zellwand, welche den aus Protoplasma und Zellsaft bestehenden Zellinhalt umschließt. Die jüngsten Zellen an der Spitze der Fäden, die im Stadium der Zellteilung stehen, zeigen gleichmäßig feinkörnigen protoplasmatischen Inhalt. Etwas weiter entfernt von der Spitze des Fadens verliert die Zelle die Fähigkeit der Teilung und streckt sich durch Aufnahme von Wasser. Die sich dadurch vergrößernde Zelle bildet kein neues Plasma, und deshalb kann nicht der ganze Hohlraum weiterhin durch Protoplasma erfüllt sein, sondern es treten im Plasma zellsafterfüllte Vakuolen auf, die sich mehr und mehr vergrößern und sich schließlich zu einer großen zentralen Vakuole vereinigen, während das Plasma als ein zusammenhängender Sack der Zellwand anliegt. Es spielen sich also an diesen Pilzfäden Verhältnisse ab, die wir ebenso an wachsenden Sproß- und Wurzelspitzen höherer Pflanzen beobachten. Hier bei den Pilzen können wir aber leichter die aufeinanderfolgenden Veränderungen des Zellinhaltes verfolgen, und die so gewonnenen Kenntnisse erleichtern das Verständnis analoger Vorgänge bei kleineren Organismen, den Hefen und Bakterien, wo die kleinen Abmessungen des Objektes die Beobachtung erschweren.

Plasma und Vakuolen lassen sich bei den vorliegenden Pilzfäden deutlicher erkennen, wenn man den Pilz unter Deckglas mit Jodjodkaliumlösung färbt. Das Plasma färbt sich gelbbraun, die zellsafterfüllten Vakuolen rotbraun wie Glykogen, welches wir nachher bei der Hefe genauer kennenlernen werden.

Penicillium glaucum bildet im Haushalt auf Kartoffeln, Fruchtsaft usw. häufig Decken, die anfänglich weiß erscheinen, später sich durch grünlichgraue Sporen färben. Sät man diese kugeligen Sporen in Hängetropfen aus Rosinendekokt oder Würze, so quellen sie auf und senden dann einen Keimschlauch aus. Dabei bemerkt man auf der Spore eine scharf gezeichnete schwarze Kontur, welche die äußere der beiden Sporenmembranen darstellt. Die im Anfang der Keimung quellende Spore sprengt diese unelastische äußere Membran, und aus der entstandenen Öffnung dehnt sich die elastische innere Membran, welche den Zellinhalt umgibt, als Keimschlauch hervor. Am wachsenden Keimschlauch beobachtet man alle die Teile und dieselbe Konfiguration des Zellinhaltes, wie oben bei Oidium lactis beschrieben. Das Myzelium wächst aus dem Hängetropfen heraus und bildet besonders hier am Deckglase hinkriechend pinselförmige Sporenträger, woher der Name Pinselschimmel rührt. Jede Sporenkette sitzt auf einer weinflaschenförmigen Basidie, auf deren verjüngtem Halse die Spore sich kugelig abschnürt. Durch Wiederholung dieses Vorganges entstehen Sporenketten.

2. Milchsäureverbrauch durch Oidium lactis und Penicillium glaucum.

Man stellt Hefewasser $+ 1\%$ Pepton mit etwa 1% Milchsäure her, ermittelt titrimetrisch genau den Säuregehalt, füllt je 50 ccm dieser Nährlösung in Erlenmeyer-Kochflaschen von 250 ccm Rauminhalt, sterilisiert diese mit Watte verschlossen einmal $^{1}/_{4}$ Stunde im strömenden Dampf und setzt auf die Oberfläche der Lösung in einer Flasche nach dem Erkalten Sporen von Penicillium glaucum, auf die andere Oidium lactis. Im etwa 20° C warmen Raume aufbewahrt, wachsen Pilzdecken auf den geimpften Flaschen, und nach einigen Wochen läßt sich titrimetrisch ein starker Säurerückgang in der Flüssigkeit feststellen.

Dieselben Vorgänge spielen bei der Käsereifung eine Rolle. Hier verbrauchen und neutralisieren beide Pilze die Milchsäure der frischen Käsemasse, welche in dem eingeschlossenen Molken enthalten ist. Auf diese Weise wird der Boden für die das Milchkasein peptonisierenden Käsereifungsbakterien vorbereitet, welche säureempfindlich sind. Deshalb reifen die milchsäurereicheren Weich- und Magermilchkäse von außen nach innen, entsprechend dem Fortschreiten des Säureverbrauchs, während die säureärmeren Hartkäse wie Emmentaler und Edamer durch die ganze Masse gleichmäßig reifen.

Bei einem solchen Versuch enthielt die Nährlösung anfangs 1,12 % Milchsäure. Nach acht Wochen wurde die Kulturflüssigkeit wieder auf das ursprüngliche Volum von 50 ccm aufgefüllt und nach Zusatz von Phenolphthalein als Indikator festgestellt, daß keine freie Säure mehr vorhanden, die zugesetzte Milchsäure also verbrannt oder durch aus dem Pepton von dem Oidium lactis gebildetes Ammoniak neutralisiert war. Ammoniak war tatsächlich mit Neßlers Reagens in der Kulturflüssigkeit nachzuweisen. Seine Menge wurde bestimmt, indem aus 30 ccm Kulturflüssigkeit nach Zusatz von Magnesia usta das Ammoniak in vorgelegte $^1/_{10}$ normal Schwefelsäure destilliert wurde. Gefunden wurden 52,24 mg NH_3, welche 280 mg Milchsäure neutralisieren[1]. Der Rest der Milchsäure war vom Pilz verbrannt. Penicillium glaucum gibt ähnliche Resultate. Das hier zugesetzte Pepton bilden die genannten Pilze selbst aus dem Kasein, wenn sie auf Käse wachsen.

3. Untersuchung von Hefe, Sprossung, Spaltung bei Schizosaccharomyces, Sporen, Vakuolen, Glykogen, Fett.

Eine Probe Preßhefe oder freiwillig in Alkoholgärung eingetretener Fruchtsaft zeigt unter dem Mikroskop meist ovale, seltener mehr rundliche Hefezellen, die außen eine Zellwand, im Innern protoplasmatischen Inhalt oft mit Vakuolen erkennen lassen. Sät man einige solcher Zellen in einen Hängetropfen Würze oder Fruchtsaft aus, so sprossen aus den ovalen Mutterzellen an verschiedenen Stellen Tochterzellen hervor, die zur Größe der Mutterzellen heranwachsen und dann wieder neue Sproßzellen aussenden. Auf diese Weise entsteht eine Hefekolonie im Hängetropfen aus je einer Mutterzelle. Die ältesten mittleren Zellen der Kolonie zeigen nach einiger Zeit Vakuolen, wenn sie das sprossungsfähige Alter überschritten haben. Mit Jodjodkalium gefärbt, tritt das die Vakuolen umgebende Plasma

---

[1] Über die Berechnung vgl. den Anhang Maßanalyse.

deutlicher hervor. Färbt man in derselben Weise Proben aus einem Hefebodensatz aus einer abgegorenen Flüssigkeit, so fallen einzelne Zellen durch ihre kräftig rotbraune Färbung auf, die durch Glykogengehalt verursacht wird. Auch ungefärbt unterscheiden sich glykogenhaltige Zellen durch ihren weißlichen opaken Inhalt. Um Hefe mit Glykogen anzureichern, gießt man von einer möglichst frischen Hefekultur in Bierwürze oder Fruchtsaft, nachdem die Hefe sich abgesetzt hat, die Nährlösung ab und bringt etwa 20% Rohrzuckerlösung auf. Stellt man dann nach etwa 24 Stunden ein mikroskopisches Präparat aus dieser Hefekultur her und färbt dieses mit verdünnter wässeriger Jodlösung, so färben sich die meisten Hefezellen braunrot, weil sie aus dem Zucker Glykogen bildeten. Glykogenhaltige Hefe in Wasser aufbewahrt, verliert das Glykogen, weil sie daraus durch Selbstgärung Alkohol und Kohlensäure bildet.

Glykogen oder tierische Stärke vertritt die Stärke der grünen Pflanzen in den nichtgrünen Pflanzen, z. B. den Pilzen, und den Tieren. In letzteren findet es sich in der Leber und im ruhenden Muskel und verschwindet unter Verzuckerung daraus bei der Muskelarbeit, indem es die Energie für diese liefert.

Zwischen den jungen, neu herangewachsenen Hefezellen z. B. einer Hängetropfenkultur findet man immer einzelne abgestorbene Zellen, die sich durch ihre weniger pralle Form und ihren gelblichen körnigen Inhalt auszeichnen. Setzt man einem solchen Präparat wässeriges Methylenblau 1 : 10 000 zu, so nehmen nur die toten Zellen den Farbstoff sofort auf. So kann man tote Hefezellen nachweisen.

Die oben beschriebene hefeartige Sprossung ist auch bei anderen Pilzen, die zum Teil im System der Pilze ganz anderen Gruppen angehören, zu bemerken, so z. B. bei Ustilago-Arten, die man sich aus brandkranken Weizen- oder Gerstenähren verschafft.

Die Hefengattung Schizosaccharomyces vermehrt sich nicht durch Sprossung, wie oben für Saccharomyces beschrieben, sondern durch Querteilung ihrer stäbchenförmigen Zellen, also nach Art der Bakterien. Man beobachtet diese Vermehrung der Spalthefen leicht in Hängetropfen von Würze oder Most an Schizosaccharomycespombe, der Gärungshefe des Hirsebiers der Kaffern.

Asko-Sporenbildung zeigen Hefen, wenn man sie in Würze zu kräftiger Entwicklung kommen läßt und dann sofort den dickbreiigen Hefebodensatz auf Blöcke aus gebranntem Gips gießt, die unter einer feuchten Glocke stehen. Bald entstehen in vielen

Zellen dann kugelige Sporen in wechselnder Zahl, weil Abwesenheit von Zucker und Gegenwart von viel Sauerstoff Bedingungen der Sporenbildung sind. Gelegentlich findet man in alten, spontan auf Bier an der Luft erwachsenen Kahmhäuten auch wilde Hefen, die auf diesem Bier ohne Anwendung von Gipsblöcken Sporen bilden.

Sehr viele Formen von Hefen findet man in den honigführenden Nektarien der Blüten. Unter diesen ist häufig die Torula pulcherrima, welche in jeder ihrer rundlichen Zellen einen großen, fast die ganze Zelle erfüllenden glänzenden Fetttropfen ausbildet und dadurch einen reizenden Anblick bietet. Dieses Fett bildet sich besonders reichlich aus, wenn man die genannte Torula auf Würzegelatinehängetröpfchen züchtet. In Flüssigkeitskulturen bleiben die Fetttropfen kleiner. Glänzende Fetttropfen wechselnder Größe finden sich oft in großer Zahl in älteren Pilzmyzelien, z. B. von Penicillium und Monilia variabilis. Sie können dann mit Sudan III rot oder auf folgende Weise blau gefärbt werden. Man bereitet eine α-Naphthollösung von 1 g α-Naphthol $+$ 100 Wasser, erhitzt die Flüssigkeit zum Kochen, wobei das Naphthol schmilzt und teilweise in Lösung geht. Während des Kochens wird konz. NaOH zugesetzt, bis das Naphthol ganz gelöst, und nach dem Erkalten noch so viel, bis die über dem teilweise wieder ausgefallenen α-Naphthol stehende Flüssigkeit nicht mehr getrübt ist, sondern klar, leicht bräunlich ist. Die obenstehende Flüssigkeit ist brauchbar. Gleiche Teile dieser α-Naphthollösung und 1%iger wässeriger Lösung von Dimethyl-p-phenylendiamin werden gemischt, das Gemisch gut filtriert und ein Tropfen dieser Lösung dem zu untersuchenden Präparat zugesetzt. Das Fett färbt sich intensiv blau.

4. Gärversuche mit Hefe, Hefezählung.

Um die Gesetze der Alkoholgärung durch Hefe kennenzulernen, sind Gärversuche der nachstehend beschriebenen Art und Einrichtung sehr geeignet. Bei der Alkoholgärung durch Hefe erscheint ungefähr die Hälfte des Zuckers als Kohlensäure und die andere Hälfte als Alkohol. Die Gärung verläuft zuerst stürmisch und geht dann langsam bis zu Ende weiter. Um diese Tatsachen zu demonstrieren, versetze man einen zuckerhaltigen Fruchtsaft oder dergl. durch Hefe in Gärung. Zunächst wird zu diesem Zweck der Zuckergehalt der Gärflüssigkeit ermittelt durch Titration mit Fehlingscher Lösung. Man nehme z. B. ein Rosinendekokt, das, wenn es nach unserem Rezept her-

gestellt wird, ungefähr 18% Invertzucker zu enthalten pflegt.
Zur Bestimmung des Zuckers mit Fehlingscher Lösung ist notwendig, daß die Zuckerlösung zwischen $^1/_2$ und 1% Zucker enthält. Man muß daher das Rosinendekokt 20fach verdünnen.
Invertzucker hat die Eigenschaft, das Kupferhydroxyd in der
Fehlingschen Lösung zu rotem Kupferoxydul, welches ausfällt, in
der Hitze zu reduzieren. Man mißt zum Zwecke der Zuckerbestimmung je 10 ccm der beiden Fehlingschen Lösungen, welche
der besseren Haltbarkeit wegen getrennt aufbewahrt werden, in
eine Erlenmeyer-Kochflasche ab, erhitzt zum Sieden und läßt
etwa 10 ccm verdünntes Rosinendekokt aus einer Bürette zulaufen und erhitzt wieder zum Sieden. Es bildet sich ein roter
Niederschlag von Kupferoxydul, aber die überstehende Flüssigkeit
bleibt doch blau, enthält also noch gelöste Kupferverbindungen.
Man läßt nun wieder einige ccm Rosinendekokt zulaufen, erhitzt
wieder und fährt in derselben Weise fort, bis die überstehende
Flüssigkeit nur noch ganz schwach blau ist. Um die vollkommene
Reduktion des Kupfers zu erkennen, filtriert man einige Tropfen
der Reaktionsflüssigkeit durch ein angefeuchtetes kleines Filterchen
in ein Reagenzglas oder auf eine Porzellanschale, säuert mit
Essigsäure an und setzt einen Tropfen Ferrozyankalium zu. Die
geringste Spur gelöstes, also noch nicht reduziertes Kupfer verrät
sich dann durch eine rote Färbung der Flüssigkeit. Mit Hilfe
dieser Reaktion kann der Punkt sehr genau bestimmt werden,
wo die Fehlingsche Lösung durch die zugesetzte Zuckerlösung
reduziert ist. Da nun bekannt ist, daß zur Reduktion von 1 ccm
Fehlingscher Lösung 4,94 mg Invertzucker notwendig sind, so
braucht man für die angewendeten 20 ccm Fehlingscher Lösung
20 · 4,94 mg Invertzucker. Diese Zuckermenge muß in den verbrauchten ccm der verdünnten Zuckerlösung enthalten sein. Hat
man z. B. 11 ccm Zuckerlösung verbraucht, so enthalten diese
98,8 mg Invertzucker, oder die verwendete Zuckerlösung muß
0,898% Invertzucker enthalten, oder das ursprüngliche Rosinendekokt, da dasselbe zur Zuckerbestimmung 20fach verdünnt
wurde, 20 · 0,898 = 17,96% Invertzucker. Man füllt nun in
drei Gärflaschen je 100 ccm Rosinendekokt mit Hilfe einer Pipette.
Der eine dieser Versuche soll ohne weiteren Zusatz vergoren
werden, der zweite einen Zusatz von Alkohol erhalten, um die
Beeinflussung des Gärverlaufs durch den entstehenden Alkohol
zu zeigen; der dritte einen Zuckerzusatz erhalten, um zu zeigen,
wieviel % Zucker in einer Lösung im höchsten Falle vergoren
werden können. Der Alkoholzusatz im zweiten Versuch soll 5 g
pro 100 ccm betragen. Der käufliche 96%ige Alkohol enthält

96 Volumprozent Alkohol, oder, wie jede Alkoholtabelle zeigt, 76,19 g Alkohol in 100 ccm. Folglich sind die 5 g absoluter Alkohol, die dem Gärversuch zugesetzt werden sollen, in 6,56 ccm 96proz. Alkohol enthalten. Der dritte Versuch soll durch Zusatz von Rohrzucker auf 40 Prozent Invertzucker gebracht werden. Da das Rosinendekokt nach der Analyse 17,96% Invertzucker enthielt, müssen pro 100 ccm Gärflüssigkeit 22,04 g Invertzucker zugesetzt werden, um die Gärflüssigkeit auf 40% Invertzucker zu bringen; diese 22,04 g Invertzucker sollen in Form von Rohrzucker zugesetzt werden. Dabei ist zu bedenken, daß ein Molekül Rohrzucker $C_{12}H_{22}O_{11}$ durch Anlagerung von einem Molekül Wasser ein Molekül Invertzucker $C_{12}H_{24}O_{12}$ ergibt, also nach dem Molekulargewichtsverhältnis 342 Teile Rohrzucker 360 Gewichtsteile Invertzucker ergeben. Nach diesem Verhältnis wird berechnet, wieviel Rohrzucker zugesetzt werden muß, um die notwendigen 22,04 g Invertzucker zu erhalten, nämlich 20,9 g Rohrzucker. Der berechnete Rohrzuckerzusatz wird zu der dritten Portion Rosinendekokt zugesetzt und alle drei Versuche $1/4$ Stunde im strömenden Dampf sterilisiert, dann abkühlen lassen und zum zweiten Versuch die berechnete Menge Alkohol zugesetzt. Alle diese drei Versuche sollen nun gleich starke Hefeaussaat erhalten, und zwar jeder Versuch annähernd 1 Million Hefezellen.

Zu dem Zwecke wird ungefähr acht Tage, bevor diese Versuche in Gang gesetzt werden sollen, eine Reinkultur der zu verwendenden Hefeart in etwa 50 ccm Rosinendekokt ausgesät und, sobald die Sprossung der Hefe aufgehört hat, eine Zählung der gebildeten Hefezellen vorgenommen. Dazu verwendet man einen Blutkörperchenzählapparat, bestehend aus einem Objektträger, auf dem eine Quadratteilung angebracht ist, in der jedes Quadrat $1/400$ qmm groß ist. Diese Quadratteilung befindet sich auf einem kreisrunden Mittelstück des Objektträgers, welches von einer kreisrunden Vertiefung umgeben ist und dessen Oberfläche $1/10$ mm tiefer liegt wie der übrige Teil des Objektträgers. Nun schüttelt man die Hefereinkultur gründlich auf, so daß die ganze Hefe in der Flüssigkeit suspendiert ist, bringt von dieser Suspension einen Tropfen mit der Platinöse auf die Quadratteilung des Zählapparates und legt dann ein ebenes Deckgläschen auf diesen Tropfen. Dann zählt man mit passender Mikroskopvergrößerung (1 : 280) die Hefezellen an vier Stellen des Präparats in je zehn Quadraten, wiederholt diese Prozedur an drei neu hergestellten Präparaten und ermittelt auf diese Weise den mittleren Gehalt eines Quadrates an Hefezellen. Da das Deckgläschen sich auf die die Teilung umgebende Erhöhung stützt, befindet sich über jedem Quadrat eine Flüssigkeitsmenge von $^1/_{4000}$ cmm. Man hat also die mittlere Hefezellenzahl eines Quadrates mit 4 Millionen zu multiplizieren, um den Zellengehalt von 1 ccm zu finden. Bei Verwendung von Wein- und Bierhefen und Rosinendekokt oder Bierwürze als Nährlösung findet man gewöhnlich 80 Millionen Zellen im ccm. Zu beachten ist bei diesen Zählungen, daß der Hefetropfen den Raum zwischen Teilung und Deckglas gerade ausfüllt. Wenn die Hefezellen zu fest zusammenhaften und sich nicht durch Schütteln in der Flüssigkeit verteilen lassen, kann man dies erreichen durch Zusatz von einem Tropfen Säure oder Kalilauge. Um nun die beabsichtigte Aussaat von je etwa 1 Million Hefezellen in jedem Versuch auszuführen, hält man sich Reagenzröhrchen mit je 9 ccm Wasser unter Watteverschluß sterilisiert vorrätig, sterilisiert dann eine 1-ccm-Pipette durch Aufsaugen von 50%igem Alkohol, spült die Pipette dreimal mit sterilisiertem Wasser aus, um den Alkohol zu entfernen, und fügt dann mit dieser sterilisierten Pipette 1 ccm der gezählten und gut gemischten Hefereinkultur zu 9 ccm Wasser in einem der erwähnten Röhrchen, schüttelt dieses durch und entnimmt aus ihm mit der erwähnten sterilisierten Pipette wieder 1 ccm, welches in ein zweites Röhrchen mit 9 ccm Wasser gebracht wird. Dann hat man die ursprüngliche Hefereinkultur 100 fach verdünnt, und wenn die Reinkultur z. B. 80 Millionen Hefezellen im ccm enthielt, so befinden sich im ccm der Verdünnung noch 0,8 Millionen. Man bringt nun in jeden der drei vorbereiteten Gärversuche einen ccm der 100 fachen Verdünnung der Hefereinkultur. Mittlerweile hat man Korkstopfen mit einem gläsernem Gärverschluß (Abb. 1) im strömenden Dampf sterilisiert, setzt sie nun auf die drei Gärversuche nach Entfernung der Watte auf, gießt in die Gärverschlüsse verdünnte Schwefelsäure (5 : 7 $^1/_2$ Wasser) und bestreicht den Korkstopfen mit geschmolzenem Paraffin. Darauf wird sofort das Gewicht

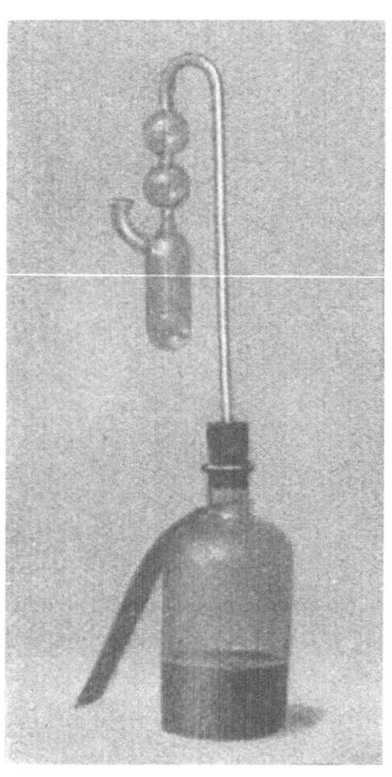

Abb. 1.   Flasche mit Gärverschluß.

jedes Gärversuchs bis auf $^1/_{10}$ g genau ermittelt. Man bewahrt die Gärversuche bei etwa 20^0 C auf und bemerkt dann nach etwa zwei Tagen die ersten Kohlensäurebläschen der beginnenden Gärung. Die Kohlensäure entweicht durch die Schwefelsäure des Gärverschlusses, in welcher mitgerissener Wasser- und Alkoholdampf zurückbleibt. Demzufolge ist der Gewichtsverlust der Gärflasche gleich der entwickelten Kohlensäuremenge. Man braucht also nun nur täglich die Gärflasche zu wiegen, um den Gang der Gärung, gemessen an der Kohlensäureabgabe, zu ermitteln. Außerdem kann man sich berechnen, wieviel Kohlensäure höchstens produziert werden kann, wenn man bedenkt, daß 46 % des vergorenen Zuckers als Kohlensäure entweicht. Sobald diese Kohlensäureabgabe erreicht ist oder aber kein Gewichtsverlust der Gärflasche mehr eintritt, ist die Gärung beendet. Die täglich ermittelte Gewichtsabnahme der Gärversuche, deren Resultate auch graphisch aufgezeichnet werden können, zeigen eine anfangs lebhafte, später nachlassende Kohlensäureproduktion (siehe die Kurventafel, Abb. 3). Der Grund hierfür liegt in der Giftwirkung des bei der Gärung entstehenden Alkohols, welcher die weitere Gärtätigkeit der Hefe lähmt. Diese Giftwirkung demonstriert deutlich der zweite Gärversuch mit Alkoholzusatz, der im Vergleich mit Versuch 1 ohne Zusatz eine langsamere Kohlensäureproduktion zeigt.

Nach vollendeter Durchgärung der Versuche wird die Hefeernte durch Zählung in der oben beschriebenen Weise in jedem Versuch ermittelt. Im Versuch 1 ohne Zusatz wird ungefähr wieder so viel Hefe im ccm gefunden wie in der Hefereinkultur, die zur Aussaat benutzt wurde. Also hat sich jede Hefezelle ungefähr 10 000fach vermehrt. In Versuch 2 mit Alkoholzusatz findet man infolge der Giftwirkung des Alkohols eine etwas geringere Hefeernte wie in Versuch 1. Es hat also sowohl die Hefevermehrung wie die Gärtätigkeit der Hefe unter der Giftwirkung des Alkohols gelitten. Die widerstandsfähigsten Hefen vertragen höchstens 14 g Alkohol in 100 ccm Gärflüssigkeit, und deshalb gären Flüssigkeiten, die mehr als 30 % Zucker enthalten, nicht bis zu Ende (Süßweine und Versuch 3). In Versuch 3 findet man gewöhnlich auch eine etwas geringere Hefeernte wie in Versuch 1, weil in der konzentrierteren Zuckerlösung die Hefe sich schwieriger vermehren kann.

Zum Zweck der Alkoholbestimmung (Abb. 2) werden 50 ccm der vergorenen Gärflüssigkeit mit einer Pipette in eine Jenenser Kochflasche gebracht, 10 ccm Wasser und eine Messerspitze Tannin zugesetzt, um das Schäumen zu verhüten. Darauf wird der Alkohol mit Hilfe eines Kühlers in ein 50 ccm fassendes Pyknometer destilliert, durch Wägung des Pyknometers das spezifische Gewicht des Destillates ermittelt und daraus mit Hilfe von Alkoholtabellen der Alkoholgehalt der Gärflüssigkeit bestimmt.

Der nach der Alkoholdestillation im Gärkolben verbleibende Rest der Flüssigkeit dient zur Restzuckerbestimmung. Er wird

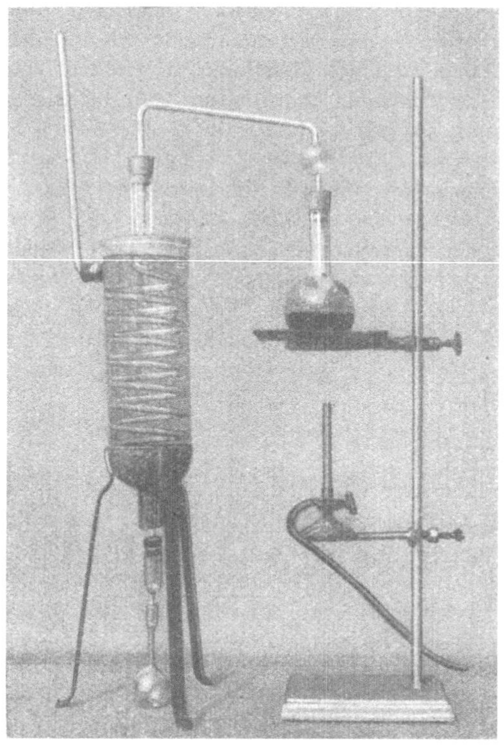

Abb. 2. Apparat zur Alkoholbestimmung.

mit Wasser auf 50 ccm aufgefüllt, mit 5 ccm Bleiessig versetzt, umgeschüttelt und der dicke weiße Niederschlag in einen Maßzylinder abfiltriert, bis das Filtrat 33 ccm beträgt. Dann wird mit Natriumsulfat aus dem Filtrat das Blei ausgefällt und mit Wasser wieder auf 50 ccm aufgefüllt. Die durch Filtrieren geklärte Flüssigkeit kann dann zur Bestimmung des unvergorenen Restzuckers benutzt werden. Zu dem Zwecke bringt man in

ein Reagenzröhrchen 2 ccm Fehlingsche Lösung, stellt dieses in
ein siedendes Wasserbad und fügt 5 ccm der vom Alkohol be-
freiten und mit Bleiessig in der beschriebenen Weise geklärten
Gärflüssigkeit zu. Bleibt die Flüssigkeit nach dem Erhitzen im
siedenden Wasserbade noch blau, so wird weitere Gärflüssigkeit
zugesetzt, im anderen Falle ein geringeres Volumen der vorbereiteten Gärflüssigkeit in einem neuen Versuch angewendet.
Die Berechnung des so ermittelten Zuckergehaltes geschieht auf

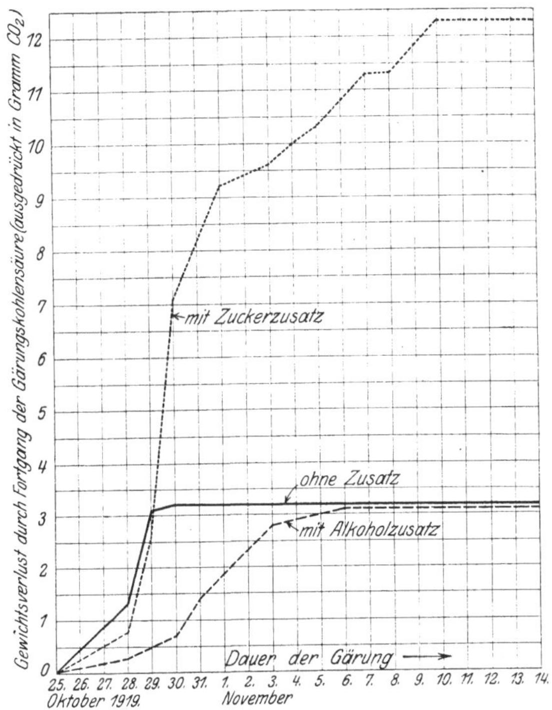

Abb. 3. Graphische Darstellung eines Gärversuchs mit Bierwürze.

Grund der Überlegung, daß durch den Zusatz von Bleiessig und
Natriumsulfat bei der Klärung das Volumen der Gärflüssigkeit
im Verhältnis 6 : 10 vermehrt wurde.

Statt Rosinendekokt oder einen ähnlichen zuckerhaltigen
Fruchtsaft anzuwenden, kann man auch Bierwürze nehmen, in
der der Zuckergehalt als Maltose, berechnet durch Titration mit
Fehlingscher Lösung, in der oben beschriebenen Weise ermittelt
wird (1 ccm Fehlingsche Lösung braucht 7,78 mg Maltose). Oder

man kann auch als Gärflüssigkeit Hefewasser nehmen, dem man Rohrzucker als Gärmaterial zusetzt. Die Restzuckermengen, die man nach der Vergärung in den Gärflüssigkeiten findet, sind je nach der Art der Gärflüssigkeit verschieden groß. In mit Rohrzucker versetztem Hefewasser findet man überhaupt keinen unvergorenen Restzucker, wenn der Zuckergehalt etwa 20% nicht überstieg und eine alkoholwiderstandsfähige Hefe angewendet wurde. In den Fruchtsäften findet man dagegen einige Zehntel Prozent unvergorenen Zucker, die aus durch Hefe unvergärbaren Pentosen bestehen. In der vergorenen Bierwürze findet man dagegen größere Mengen von Substanzen, welche Fehlingsche Lösung reduzieren. Es handelt sich hier um Maltodextrine, aus denen von der Hefe erst langsam vergärbare Maltose abgespalten wird. Diese Körper sind wichtig für die langsame Nachgärung im Lagerkeller, durch die das Bier mit Kohlensäure angereichert wird.

Die gefundenen Mengen unvergorenen Zuckers zieht man dann von der Zuckermenge ab, welche die Gärflüssigkeit ursprünglich enthielt, und ermittelt so die vergorene Zuckermenge.

Dann wird berechnet, wieviel Prozent des vergorenen Zuckers zu Alkohol und Kohlensäure geworden sind. Man findet gewöhnlich ungefähr 48% des vergorenen Zuckers als Alkohol und 46% als Kohlensäure. Der nicht wiedergefundene Rest des vergorenen Zuckers ist von der Hefe zum Aufbau ihres Körpers und zu Nebenprodukten verwendet.

In dem durch Zuckerzusatz konzentrierten Gärversuch 3 empfiehlt es sich, die Restzuckerbestimmung nicht auszuführen.

Derartige Gärversuche können vielseitig benutzt werden, um weitere physiologische Eigenschaften der Hefen festzustellen; z. B. die verschiedene Alkoholresistenz verschiedener Hefen, die Giftigkeit der Essigsäure für Hefe usw. Zur Prüfung der letztgenannten Frage setze man der Gärflüssigkeit 1% Essigsäure zu.

Will man sich ein vorläufiges Urteil über die Vergärbarkeit einer Zuckerart durch eine Hefe bilden, so bringt man nach Lindner in die Vertiefung eines hohlgeschliffenen Objektträgers etwa 5%ige Lösung der betreffenden Zuckerart und etwas von der betreffenden Hefe, legt dann ein Deckglas auf, so daß sich darunter nur Flüssigkeit und keine Luftblase befindet. Der Deckglasrand wird mit Vaseline abgedichtet. Etwa durch Vergärung des Zuckers entstehende Kohlensäure sammelt sich dann in Blasen unter dem Deckglas an.

Um zu zeigen, daß bei der alkoholischen Gärung Äthylalkohol durch Reduktion von Acetaldehyd entsteht, benutzt

Neuberg die Bindung des Aldehyds durch Kalziumsulfit. 20 ccm
10%ige Rohrzuckerlösung mit 2 g Kalziumsulfit ($CaSO_3 + 2H_2O$)
und 2 g Preßhefe $^1/_4$ Stunde bei $38-40^{\circ}$ gehalten gibt schon
Aldehydreaktion. Dazu werden 3 ccm Gärflüssigkeit ohne Filtration mit $^1/_2$ ccm 4%iger Nitroprussidnatriumlösung und 2 bis
3 ccm 3%iger Piperidinlösung versetzt. Eintretende Blaufärbung
zeigt Aldehyd an.

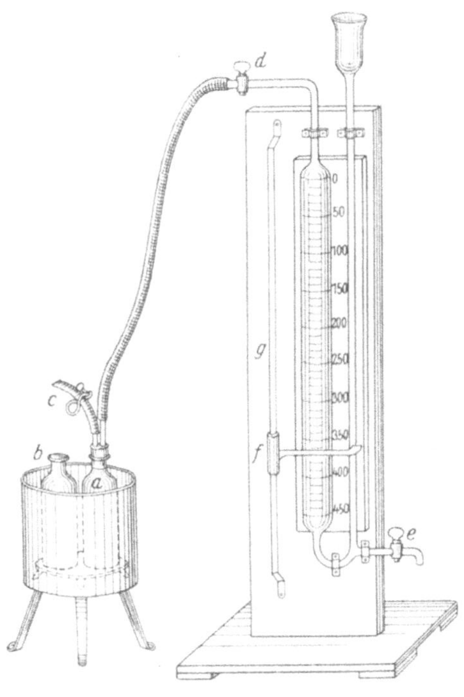

Abb. 4. Apparat zur Ermittlung der Gärkraft nach Hayduck.

5. Preßhefenuntersuchung für Bäckereizwecke: Gärkraft, Triebkraft.

Für die Zwecke der Bäckerei ist es wichtig, die Gärkraft
einer Preßhefe zu bestimmen. Diese wird gemessen durch die
Bestimmung der Kohlensäuremenge, die die Hefe innerhalb eines
bestimmten Zeitraumes aus Zucker bildet. Für den genannten
Zweck ist ein Verfahren von Hayduck (Abb. 4) und Kusserow in
Gebrauch. Man löst 40 g Rohrzucker in 400 ccm Wasser und
verreibt in dieser Flüssigkeit 10 g der zu untersuchenden Hefe,

führt die Aufschwemmung in eine Flasche von 1 Liter Inhalt über und stellt sie offen in ein Wasserbad von 30° eine Stunde lang. Dann verbindet man die Flasche mit Hilfe eines Gummischlauches mit einem wassergefüllten Maßrohr, welches 500 ccm faßt. Zur Verhinderung der Absorption der Kohlensäure durch das Wasser gibt man in den Maßschenkel des Apparates etwas Petroleum, welches das Wasser bedeckt. Dann läßt man die Hefe in der Zuckerlösung genau $\frac{1}{2}$ Stunde gären und fängt die entwickelte Kohlensäure in der Maßröhre auf. Vor der Ablesung der gebildeten Kohlensäuremenge läßt man das Wasser aus dem engen Schenkel des Maßrohres so weit ab, daß es mit dem Wasserniveau in der weiten Röhre gleich steht. 1 ccm CO_2 wiegt 1,977 mg. Natürlich kann man die Gärkraft auch durch Wägung der gebildeten Kohlensäuremenge bestimmen und dazu einen Apparat benutzen, wie er bei dem oben beschriebenen Gärversuch mit Hefe verwendet wurde. Beide Arbeitsweisen können auch dazu dienen, die Triebkraft einer Preßhefe zu bestimmen, d. h. die Lebhaftigkeit des Eintritts der Gärung unmittelbar nach Einbringen der Hefe in die Zuckerlösung. Die Resultate der Gär- und Triebkraftbestimmung vergleicht man mit den bei Untersuchung einer guten Normalhefe erhaltenen.

Setzt man nach Neumann einem derartigen Gärversuch, wie er eben beschrieben wurde, 5 g Kümmel zu, so produziert er erheblich mehr Kohlensäure. Man demonstriert so die wichtige Tatsache, daß Gifte wie hier das Kümmelöl in schwacher Dosis physiologische Prozesse verstärken. Der Versuch basiert auf der Haushaltserfahrung, daß träge gewordener Sauerteig durch Kümmel in seiner Gärkraft verbessert wird.

6. Milchzucker vergärende Hefen.

Die gewöhnlichen Hefen der Gärungsgewerbe greifen keinen Milchzucker an. Dagegen findet man Hefen, welche diese Fähigkeiten haben, häufig in Molkereiprodukten und besonders in gärenden Milchpräparaten, wie Kefir. Wenn man derartige Hefe gefunden hat, stellt man fest, daß sie Milchzucker vergären kann, indem man entweder eine Gärprobe mit Milchzucker im kleinen im hohlgeschliffenen Objektträger oder einen Gärversuch mit Molken oder mit Hefenwasser, dem man 5 % Milchzucker zugesetzt hat, ausführt. Man wird bemerken, daß derartige Hefen gewöhnlich sehr empfindlich gegen Alkohol sind und dementsprechend die Gärung bald stehen bleibt. Ist auf diese Weise eine Milchzucker vergärende Hefe in Reinkultur gewonnen, so stellt man auch Gärversuche mit Maltose mit dieser Hefe an und beobachtet die auffallende Tatsache, daß Milchzucker vergärende Hefen nie mals Maltose angreifen und umgekehrt. Das Milchzucker spaltende Enzym Laktase wird also nie gleichzeitig mit dem Maltose hydrolysierenden Enzym Maltase gebildet und umgekehrt. Stellt man aber einen Gärversuch mit Milchzucker vergärender Hefe in maltosehaltiger Bierwürze an, so bemerkt man doch eine schwache Gärung. Dies beruht aber darauf, daß die Bierwürze eine kleine Menge Dextrose enthält, welche die Milchzucker vergärende Hefe umsetzt.

7. Nachweis von Saccharomyces apiculatus in spontan gärenden Fruchtsäften.

Wenn man frisch ausgepreßte unsterilisierte Fruchtsäfte von Kirschen, Stachelbeeren und dergleichen sich selbst überläßt, so treten sie gewöhnlich bald in Gärung ein, weil auf den reifen Früchten, besonders wenn sie geplatzt oder von Wespen angestochen sind, sich die vom Wind herumgetragenen Hefen in dem so ausgetretenen Saft vermehren und auf diese Weise in den ausgepreßten Saft gelangen. Untersucht man dann einen derartigen spontan in Gärung geratenen Fruchtsaft mikroskopisch, so bemerkt man im Anfang der Gärung eigentümlich aussehende Hefen. Die Gestalt der Zellen derselben weicht von derjenigen der gewöhnlichen Wein- oder Bierhefen ab, die ovalen Zellen sind kleiner und tragen an jedem Pol einen Fortsatz wie eine Zitrone. Untersucht man das gärende Gemisch kurze Zeit nachher abermals, so bemerkt man jetzt zwischen den beschriebenen kleinen Apikulatus-Hefen größere Hefezellen von normaler Gestalt, die nach und nach die Apikulatus-Hefen mehr und mehr zurückdrängen und die Gärung allein zu Ende führen. Die beschriebene Erscheinung beruht darauf, daß die Apikulatus-Hefen empfindlich gegen die Wirkung des Alkohols sind und dementsprechend die Gärtätigkeit einstellen, sobald etwas Alkohol von ihnen gebildet ist. Dann kommen die alkoholwiderstandsfähigen Weinhefen und dergleichen hoch und führen ihrerseits die Gärung zu Ende. Für die Aufbewahrung von Reinkulturen von alkoholschwachen Hefen, wie sie die eben beschriebenen Apikulatus-Hefen und die Milchzucker vergärenden Hefen darstellen, muß man Nährlösungen wählen, die nicht mehr als 5 % vergärbaren Zuckers enthalten, weil sonst die Reinkulturen durch die Giftwirkung des gebildeten Alkohols bald absterben. Alkoholwiderstandsfähige Bier-, Wein- und Spiritushefen

sind viel weniger empfindlich gegen die Giftwirkung des Alkohols,
auch wenn sie die Gärung bis zu der Grenze geführt haben, die
ihnen ihre Alkoholwiderstandsfähigkeit zu erreichen gestattet.

8. Hoch- und niedrigvergärende Bierhefen.

Man unterscheidet niedrigvergärende Hefen vom Typus Saaz
und hochvergärende vom Typus Frohberg. Letztere können
gewisse Produkte der Stärkehydrolyse, vielleicht Maltodextrine,
vergären, die den Saazhefen unzugänglich sind. Deshalb entstehen aus derselben Würze mehr Alkohol und Kohlensäure
durch Hefe Frohberg wie durch Hefe Saaz.

Um dies zu demonstrieren, setze man in der oben beschriebenen
Weise zwei Gärversuche mit je 100 ccm derselben Würze an
und impfe einen mit Hefe Saaz, den anderen mit Hefe Frohberg. Erstere produziert z. B. 2,1 g CO_2, letztere 3 g, gemessen
am Gewichtsverlust der Gärversuche. Setzt man dann aber zu
dem Saazbier den Hefebodensatz aus dem Frohbergversuch, so
tritt eine weitere Kohlensäureproduktion = Gewichtsabnahme
von z. B. 0,7 g ein, weil nun die Frohberghefe die der Saaz-
hefe unzugänglichen Stärkeabbauprodukte vergärt.

9. Kahmhefen und Essigbakterien. Trennung durch Reinkultur.

Man bringt etwa 50 ccm Bier in eine Erlenmeyer-Kochflasche von 250 ccm Inhalt, verschließt mit Watte und läßt
einige Tage an der Luft stehen. Es bildet sich eine zarte Haut
auf der Flüssigkeit, die auch auf die über der Flüssigkeitsober-
fläche befindliche Glaswand übergreift. Die mikroskopische
Untersuchung einer solchen Kahmhaut lehrt, daß dieselbe aus
hefeartig sprossenden Zellen besteht, die ovale oder langge-
streckte Form haben. Außerdem finden sich in der Kahmhaut
meist sehr kleine Stäbchen der Essigbakterien. Nur wenn das
Bier sehr alkoholarm ist, finden sich auch Schimmelpilze ein,
Oidium, Penicillium usw. Man überzeugt sich, daß die Organismen der Kahmhaut aus dem Bier stammen und nicht aus
der Luft, indem man eine Probe Bier sterilisiert, den beim
Sterilisieren verdunsteten Alkohol ersetzt und das Bier dann
an der Luft stehen läßt. Zur Kahmhautbildung kommt es
nicht. Die im unsterilisierten Bier enthaltenen Kahmhautorga-
nismen sind sauerstoffbedürftig und bilden infolgedessen nur
eine Haut, wenn man dem Bier eine große Oberfläche gibt
und deshalb die Luft freien Zutritt hat. Man schreitet nun

zur Trennung der Kahmhefen von den Essigbakterien und gewinnt beide in Reinkultur, indem man Würzegelatine mit 2% Alkohol mit einer Spur der Kahmhaut impft und daraus Reinkulturplatten nach der bei Oidium lactis beschriebenen Art herstellt. Sehr bald bilden sich weiße Kolonien auf der Platte, die unter dem Mikroskop eine feine Strichzeichnung erkennen lassen und von deren Rand Zellreihen radial ausstrahlen. Sie bestehen aus Kahmhefen. Nach längerer Zeit treten zwischen den beschriebenen kleinere, bräunliche, langsam wachsende, homogene Kolonien auf, die aus Essigbakterien bestehen. Von beiden Arten von Kolonien stellt man Reinkulturen her und zwar impft man die Kahmhefen auf die Oberfläche von Würze, die Essigbakterien auf Würze, der man 5 % Alkohol zugesetzt hat. In den Essigbakterienreinkulturen bemerkt man neben vorherrschenden kleinen Stäbchen oft auch kürzere oder längere Fäden mit Auftreibungen, ein sehr schönes Beispiel von Involutionsformen oder Mißbildungen. Die Kahmhefen sind nach Gestalt und Sprossung der Zellen den Gärungshefen sehr ähnlich, sind aber ihrem Luftbedürfnis entsprechend vorzugsweise zu Oxydationswirkungen befähigt, während die Gärungshefen reduzierende Organismen sind und deshalb den Sauerstoff der Luft nicht aufsuchen.

10. Physiologie der Kahmhefen, Oxydation von Äpfelsäure und Alkohol.

Die Oxydationswirkung der Kahmhefen kann man prüfen, indem man Würze mit 5% Alkohol oder 1% Äpfelsäure oder 1% Weinsäure versetzt und mit Kahmhefereinkulturen auf der Oberfläche impft. Nach einiger Zeit stellt man den Verbrauch von Alkohol und Äpfelsäure fest, indem man den in der Kultur verbliebenen Alkohol durch Destillation wie beim Gärversuch bestimmt. Die Menge des durch Verdunstung verloren gegangenen Alkohols wird durch einen ungeimpften Kontrollversuch festgestellt. Die übrig gebliebene Äpfelsäure wird durch Titration ermittelt. Eine Titration des Weinsäureversuchs zeigt dagegen, daß diese zum Beispiel in den reifenden Trauben durch Oxydation aus Äpfelsäure hervorgehende Säure von den Kahmhefen nicht weiter oxydiert wird.

11. Physiologie der Essigbakterien.

Die aus der Kahmhaut in Reinkultur gewonnenen Essigbakterien oxydieren Alkohol zu Essigsäure und, wenn es ihnen

an Alkohol fehlt, die Essigsäure zu Kohlensäure und Wasser
(Überoxydation der Essigfabriken). Um diese Oxydationswirkung
nachzuweisen, bringt man 50 ccm Hefenwasser in Erlenmeyer-
Kochflaschen von 250 ccm Inhalt und fügt nach dem Sterilisieren 5 % Alkohol und 1 % Essigsäure hinzu, impft dann auf
die Oberfläche der Flüssigkeit Essigbakterienreinkultur, welche
zu einer die Oberfläche der Flüssigkeit bedeckenden Haut aus-
wächst. In Abständen von einigen Tagen kann man dann
titrimetrisch in Parallelkulturen das Zunehmen der aus dem
Alkohol entstehenden Essigsäure nachweisen. Nach dem Verbrauch des Alkohols sinkt die Essigsäuremenge wieder, weil die
Essigbakterien diese Säure zu Kohlensäure und Wasser ver-
brennen. Letzteres kann man auch dadurch beweisen, daß
man Hefewasser nach dem Sterilisieren abkühlt, mit 1 % Essigsäure versetzt und mit Essigbakterien impft. Titrimetrisch kann
dann in den nächsten Tagen das Verschwinden der Essigsäure
durch weitere Oxydation beobachtet werden. Läßt man die
Essigbakterien den Alkohol bei beschränktem Luftzutritt oxydieren, indem man die beschriebenen Kulturen in Reagenzröhrchen statt in Kochflaschen anlegt, so bleibt die Oxydation
des Alkohols teilweise auf der Aldehydstufe stehen, und man
kann deshalb durch Zusatz von Tollens' Aldehydreagenz zur
Gärflüssigkeit einen prachtvollen Silberspiegel erzeugen.

12. Morphologie der Bakterien: Bacillus brassicae und tumescens.

Bacillus brassicae.

In einen Hefewasserhängetropfen sät man einige Sporen von
Bacillus brassicae aus. Bei 35° C bereits nach 2—3 Stunden
verlieren die stark lichtbrechenden Sporen den Glanz und werden hyalin, dann sieht man am Äquator der ovalen Spore ein
Keimstäbchen hervortreten, die abgestreifte Sporenmembran ist
ebenfalls deutlich sichtbar. Das Keimstäbchen wächst weiterhin zu einem langen, in dem Hängetropfen vielfach hin und
her gekrümmten Faden heran, in welchem in Abständen Zellwände sichtbar sind. Mit zunehmendem Alter des Fadens werden
die Querwände häufiger und der Faden dadurch kurzzellig.
Behandelt man aber einen jungen Faden mit alkoholischem Jod,
so sieht man unter dem Einfluß des wasserentziehenden Alkohols Septierungen des Fadens hervortreten, die man vorher
nicht sah. Der jugendliche Faden ist also ebenso kurzzellig
wie der ältere, nur sind die Querwände für den mikroskopi-

schen Nachweis zu zart. Nach einiger Zeit wird der Inhalt der Zellen feinkörnig, und es hebt sich weiterhin ein größeres Körnchen in jeder Zelle durch seine zunehmende Größe ab, wobei die übrige körnige Masse des Zellinhaltes allmählich zum Aufbau dieses wachsenden Körnchens, der werdenden Spore, verbraucht wird. Schließlich liegt dann in jeder Zelle ein ovales, glänzendes Körperchen, die reife Spore. Dann löst sich allmählich die Mutterzellmembran auf, und die Sporen werden dadurch aus dem Fadenverbande frei. In frische Nährlösung (Hefewasser) gebracht, keimen diese Sporen in der beschriebenen Weise wieder aus.

Zur genauen Charakterisierung jeder Bakterienform sind Messungen ihrer Zelldimensionen nötig. Man kann dazu vorteilhaft ein Okularschraubenmikrometer benutzen, welches die Firma Winkel in Göttingen nach meinen Angaben konstruiert hat. In demselben befindet sich eine Strichmarke, die durch eine Mikrometerschraube parallel mit sich selbst verschoben werden kann. Will man nun z. B. die Dicke der Fäden des Bacillus brassicae messen, so legt man bei möglichst starker Objektivvergrößerung die Strichmarke des Mikrometerokulars an die eine Seite des eingestellten Bakterienfadens an, notiert den Stand der Nullmarke der Okularmikrometerschraube mit Hilfe der am Schraubenkopf angebrachten Teilung und bewegt nun die Strichmarke mit Hilfe der Schraube über die Fadenbreite hinweg, bis sie auf der andern Seite anliegt, und liest dann den von der Schraube zurückgelegten Weg an der Schraubenkopfteilung ab. Es ist ratsam, bei der Bewegung der Strichmarke die Schraube nur in einer Richtung zu drehen, nicht hin und zurück, um auf diese Weise die Wirkung des toten Gangs der Schraube auszuschalten. Als Strichmarke im Okular dient ein Teilstrich einer darin befindlichen Mikrometerteilung. Auf diese Weise kann man die Dimensionen von Bakterien sehr genau ermitteln.

Bacillus tumescens Zopf[1]).

Hält man eine Karotte einen Augenblick in kochendes Wasser und bewahrt sie dann einige Zeit in feuchter Atmosphäre unter einer Glasglocke auf, so erscheinen auf ihrer Oberfläche weißliche Gallerttröpfchen, die vorwiegend aus einer sehr großen Bakterienform bestehen. Gewinnt man diese mit Hilfe von Hefewassergelatine in Reinkultur und impft davon in

---

[1]) Dieser Form äußerst ähnlich ist de Barys Bacillus Megatherium.

Hefewasserhängetröpfchen, so bemerkt man darin große, langsam bewegliche Bakterienstäbchen. Bei jeder Beobachtung sich bewegender Bakterien muß man 3 Möglichkeiten unterscheiden:

1. die Bakterienzellen tanzen auf der Stelle; dieses ist Brownsche Molekularbewegung, welche alle sehr kleinen, auch tote Körperchen zeigen,
2. die Bakterien bewegen sich alle nach einer Seite; dies wird hervorgerufen durch Strömung in der Flüssigkeit,
3. die Bakterien legen größere Wege zurück, aber die einzelnen Individuen in verschiedener Richtung. Hier liegt wirkliche Eigenbewegung vor.

Im vorliegenden Falle von Bacillus tumescens handelt es sich um Eigenbewegung. Man fasse ein Doppelstäbchen ins Auge, bei dem die beiden Stäbchen einen Winkel miteinander bilden und beobachtet dann leicht, daß das eine der beiden Stäbchen im Kreise herumgeführt wird, woraus hervorgeht, daß das andere Stäbchen eine Drehung um die Längsachse ausführt. Nach einiger Zeit erlischt die Bewegung und gleichzeitig wird der Zellinhalt körnig, die Stäbchen werden etwas dicker, zerfallen in je 4 Zellen und in jeder Zelle bildet sich eine Spore in derselben Weise wie bei Bacillus brassicae aus. Nach Übertragung in frische Nährlösung keimen auch diese Sporen äquatorial aus, und die Keimstäbchen werden bald beweglich.

13. Färbung der Mikroorganismen mit Anilinfarben.

Zur Herstellung von Dauerpräparaten und für einige andere Zwecke benutzt man die Fähigkeit der Mikroorganismen, Anilinfarben zu speichern.

Zur Ausführung einer solchen Färbung wähle man z. B. die oben beschriebene Kahmhaut auf Bier. Man bringt mit der Platinöse ein Stückchen Kahmhaut auf ein Deckglas und läßt bei mäßiger Wärme eintrocknen, zieht dann mit nach oben gekehrter Schichtseite drei Mal langsam durch eine kleine Gasflamme, um die Zellen am Deckglas zu fixieren. Die Schicht darf nicht so heiß werden, daß sie gebräunt wird. Nun bringt man einen Tropfen Löfflersches Methylenblau oder Karbolfuchsin auf die am Deckglas angetrocknete Schicht, läßt etwa 5 Minuten wirken und spült mit Wasser ab. Dann legt man die gefärbte Schicht in einen Wassertropfen auf einen Objektträger und beobachtet unter dem Mikroskop; die Kahmhefenzellen und die Schwärme von Essigbakterien treten dann deutlich gefärbt hervor. Will man ein Dauerpräparat herstellen, so läßt man die gefärbte Schicht an der Luft bei mäßiger Wärme trocken werden, bringt auf einen Objektträger einen Tropfen mit Xylol verdünnten Kanadabalsam und legt das Deckglas mit der Schichtseite nach unten so auf den Balsamtropfen, daß der Raum zwischen Objektträger und Deckglas gerade ausgefüllt ist. Der Balsam wird nun bald steinhart, und das Präparat hält sich jahrelang, wenn es vor Licht geschützt aufbewahrt wird. In derselben Weise kann man sehr schöne Präparate von Bacillus brassicae und tumescens gewinnen, die am besten gelingen, wenn man die Bakterien sich in Hängetropfen entwickeln läßt und diese dann ruhig eintrocknen läßt, ohne sie zu stören. Stellt man in dieser Weise Präparate von jungen Bacillus tumescens her, so beachte man zwischen aneinanderhängenden Doppelstäbchen eine zarte gefärbte Linie, welche wohl eine Protoplasmaverbindung darstellt.

14. Färbung der Sporen der Bakterien.

Färbt man in derselben Weise Sporen enthaltende Fäden von Bacillus brassicae, so bemerkt man, daß die Sporen die Farbe nicht annehmen. Um eine Sporenfärbung zu erzielen, muß man die Sporenmembran erst für den Farbstoff durchgängig machen. Man erreicht dies, wenn man die am Deckglas angetrockneten Sporen 20 Minuten auf 165—170° erhitzt. Bringt man auf so erhitzte Sporen kräftig wirkenden Farbstoff, wie Karbolfuchsin oder Anilinfuchsin etwa $\frac{1}{2}$ Stunde lang, so erscheinen nach dem Abspülen nun auch die Sporen gefärbt. Um die Sporen besser hervortreten zu lassen, entfernt man den Farbstoff aus den gleichfalls gefärbten Mutterzellen der Sporen. Man bringt zu dem Zweck einen Tropfen Alkohol mit 1% Schwefelsäure auf die gefärbte Schicht und spült sofort mit Wasser ab, prüft unter dem Mikroskop, ob die Mutterzellen ungefärbt und die Sporen gefärbt erscheinen und wiederholt nötigenfalls das Verfahren. Vorsicht ist am Platze, weil sonst evtl. auch die Sporen den Farbstoff wieder hergeben. Man benutzt bei diesem Verfahren die Eigenschaft schwer färbbarer Bakterienzellen, den Farbstoff auch gegen kräftige Lösungsmittel, wie sauren Alkohol festzuhalten. Diese Eigenschaft der sogenannten Säurefestigkeit haben auch manche sporenfreie Bakterienzellen, vor allen die Tuberkelbakterien.

15. Bacillus Amylobacter.

Bringt man ein Stück Zuckerrübe und ein Stück Kreide in eine mit Wasser nahezu gefüllte Kochflasche von etwa

100 ccm Inhalt, erhitzt dann das Wasser mit der Zuckerrübe
$^1/_4$ Stunde auf 75°, verschließt zur Abhaltung der Luft nach
dem Abkühlen die Flasche mit einem Kork, so zeigt sich bald
Schaumbildung, hervorgerufen durch Buttersäuregärung des aus
der Zuckerrübe in das heiße Wasser diffundierten Zuckers.
Diese Buttersäuregärung ist durch Bacillus Amylobacter hervorgerufen, dessen Sporen in Erde weit verbreitet sind und durch
die an der Zuckerrübe anhaftende Erde in die Kultur hinein-
gelangten. Man bemerkt im mikroskopischen Bilde die genannte
Bakterienform in Gestalt großer, beweglicher, ziemlich stark
lichtbrechender Stäbchen, welche deutlicher hervortreten, wenn
man zu dem mikroskopischen Präparate etwas wässrige Jodlösung zusetzt. Man bemerkt dann, daß die Stäbchen des
Bacillus Amylobacter sich mit Jod dunkel-braunviolett färben.
Wir haben also hier einen Inhaltsbestandteil in den Stäbchen
festgestellt, der eine ähnliche Jodreaktion wie Stärke zeigt.
Das ist fast der einzige Fall (vergl. die Pilzstärkebildung durch
Aspergillus niger in Aufgabe 58), wo in nichtgrünen Pflanzen
eine stärkeähnliche Substanz nachgewiesen ist. Diesem Um-
stand verdankt der Bacillus seinen Namen Amylobacter (amylum
= Stärke) oder Granulobacter von Granulose. Bei genauerer
Durchsicht der Kultur bemerkt man Stäbchen des Bacillus amylobacter, die in der Mitte etwas aufgeschwollen sind, also Spindel-
form angenommen haben. In diesen und den noch nicht auf-
geschwollenen Stäbchen bemerkt man die beschriebene Jodfärbung im größten Teil des Stäbchens oder der Spindel, aber
nicht in der Spitze. Färbt man umgekehrt diese Bakterien
mit Methylenblau, so wird der Farbstoff von den mit Jod nicht
färbbaren Spitzenteilen besonders stark aufgenommen. Es muß
sich hier also eine Substanz befinden, die mit Jod nicht reagiert,
Anilinfarben aber sehr stark speichert. In dem beschriebenen
Spitzenteil bildet sich weiterhin eine große, kräftige Spore aus,
zu deren Aufbau die Substanz verbraucht wird, die mit Jod
reagiert.

16. Erzeugung von Naßfäule der Kartoffeln durch Bacillus Amylobacter.

Wenn man eine gesunde Kartoffel ansticht und dafür sorgt,
daß etwas Erde in das Loch gelangt, und weiter die Kartoffel
mit Wasser überschichtet, um die Luft abzuhalten, so beginnt
in der Kartoffel bald, und zwar je nach der Temperatur in
verschieden langer Zeit, dadurch eine Buttersäuregärung, daß

der in der Erde weit verbreitete Bacillus Amylobacter in der angestochenen Kartoffel auf Kosten der Stärke der Kartoffel sich vermehrt. Dabei entwickeln sich Gase, die von der Korkhaut der sich allmählich immer mehr erweichenden Kartoffel zurückgehalten werden, wodurch die Kartoffel nach einiger Zeit in dem Wasser in die Höhe steigt. Dieselben Erscheinungen spielen sich in den sogenannten naßfaulen Kartoffeln auf dem Acker ab. Da der Bacillus amylobacter ein anaërober Bazillus ist, muß bei derartigen Vorgängen die Luft z. B. durch Überschichten mit Wasser abgehalten werden.

Man sehe sich unter dem Mikroskop die in der naßfaulen Kartoffel enthaltenen, durch die Bakterien korrodierten Stärkekörner und die durch Jodfärbung zu erkennenden B. Amylobacter an. Auch andere Bakterienarten finden sich in dem Präparat.

17. Reinkultur von Anaërobien.

Anaerobische Bakterien wachsen nicht bei dem normalen Sauerstoffgehalt der atmosphärischen Luft, sondern einem geringeren. Man kultiviert sie in Wasserstoff oder in Luft, aus der man Sauerstoff mit Hilfe von Pyrogallussäure herausgenommen hat.

Beispiel: B. amylobacter, aus unreiner Zuckerrübenkultur (s. Aufgabe 15). Man sterilisiert trocken 3 leere Reagenzgläser mit Watteverschluß bei 120° 20 Minuten lang. Ferner braucht man 3 Reagenzröhrchen mit sterilisiertem Nähragar (Peptonhefewasser $+$ 1% Zucker $+$ 1,5% Agar). Aus der Tiefe der unreinen Amylobacter-Kultur, die man zur Abtötung der beigemengten weniger resistenten Formen 15 Minuten auf 75° erhitzte, wird 1 Platinöse voll Bodensatz herausgeholt und in ein Röhrchen mit flüssigem Nähragar von 40° (das Agar muß zunächst im Wasserbad bei 100° geschmolzen und dann wieder auf 40° abgekühlt werden) geimpft und durch Schütteln ververteilt. Dieses flüssige beimpfe Agar wird in das erste der 3 leeren sterilen Reagenzgläser gegossen. Der Inhalt des 2. flüssigen Agarröhrchens wird in das 1. eben entleerte Röhrchen gegossen, in welchem noch ein Rest des vorhin beimpften Agar hängt. Dasselbe wiederholt man mit dem 3. Röhrchen; im ganzen haben wir also, wie bei den Aerobenkulturen auf Platten, 3 Kulturen von verschiedener Konzentration. Auf jedes beimpfte Agarröhrchen wird nach dem Erstarren etwas unbeimpftes flüssiges Agar geschichtet als Luftabschluß. Um einen sicheren anaëroben Verschluß zu haben, verfährt man nach

Wright-Burri folgendermaßen: Man schiebt den Wattestopfen mit Hilfe eines Glasstabs bis auf etwa 1 cm an das Substrat heran. Darauf setzt man einen (nicht sterilen) Stopfen aus entfetter Watte, der etwa 2 cm unterhalb des Glasrandes abschneidet. Auf diesen läßt man zunächst 0,5 ccm 20%ige Pyrogallussäurelösung und danach 0,5 ccm 20%ige Kalilauge auffließen und verschließt rasch mit einem gut passenden Kork- oder Gummistopfen, den man nötigenfalls noch mit Paraffin abdichtet.

Man beobachtet nach einigen Tagen im Agar das Auftreten von Kolonien und Gasblasen, die auf die Tätigkeit des zuckervergärenden B. Amylobacter zurückzuführen sind. Zur Reinkultivierung dieser Formen verfährt man folgendermaßen:

Man nimmt den Stopfen aus dem Röhrchen, schmilzt das Agar vorsichtig am Rande in warmem Wasser, wobei es sich von der Wand löst und läßt die Agarrolle (nach Entfernen der Watte) in eine vorher sterilisierte Petrischale gleiten. Man sterilisiert einen Objektträger und ein Skalpell in der Flamme und zerschneidet mit letzterem die Agarrolle in Scheiben, die man nacheinander flach auf den Objektträger auflegt. Vor jedem neuen Schnitt ist das Skalpell von neuem zu erhitzen. Man betrachtet nun die Kolonien in den Scheiben, wie bei Plattenkulturen, mit dem Mikroskop und bildumdrehenden Okular. Gut isoliert liegende Kolonien werden in Nährlösung (Peptonhefewasser, Zucker und kohlensaurem Kalk unter den oben beschriebenen anaeroben Verschluß (Watte mit Pyrogallol und Kalilauge und paraffinierter Stopfen) gebracht. Diese ganze Prozedur kann auch erfolgen in dem Omelianskischen Apparat zur Anaerobienzüchtung, d. i. ein Reagenzglas, welches in einem Raume steht, der durch Pyrogallussäure von Sauerstoff befreit und durch Quecksilber gegen die äußere Luft abgedichtet werden kann.

Wenn die Reinkultur des B. Amylobacter gelungen ist, so gerät die damit geimpfte zuckerhaltige Nährlösung ins Schäumen und man bemerkt darin mit dem Mikroskop die großen beweglichen, mit Jod sich braunviolett färbenden Stäbchen, welche oben (1. Aufgabe Nr. 15) beschrieben wurden. Oft kommen aber auch degenerierte Formen ohne Granula vor.

18. Geißel-Färbung.

Zur Geißelfärbung verwendet man am besten die sehr großen Spirillen, die in Schweinejauche ziemlich regelmäßig vorkommen.

Die Schweinejauche wird einige Tage hingestellt, damit die trübenden Bestandteile sich setzen und sich an der Oberfläche eine Spirillenhaut bildet. Dann bringt man mit der Platinöse einen Tropfen spirillenhaltiger Jauche auf ein Deckglas, läßt wie gewöhnlich eintrocknen und fixiert in der Flamme. Die Geißeln nehmen Farbstoff erst nach erfolgter Beizung an. Deshalb bringt man auf die am Deckglas fixierten Spirillen einen Tropfen Tanninbeize und läßt $1/2$ Stunde liegen, wobei die Beize nicht eintrocknen darf. Dann spült man die Beize mit Wasser ab und entfernt die etwa entstandenen Niederschläge durch abwechselndes Waschen mit Alkohol und Wasser. Dann wird ungefähr $1/4$ Stunde mit Karbolfuchsin gefärbt, bis die Geißeln als gefärbte Anhängsel hervortreten. Für Dauerpräparate in Balsam einlegen wie gewöhnlich.

19. Beobachtung der Geißeltätigkeit an lebenden Spirillen.

Interessanter ist es, die Geißeltätigkeit am lebenden Objekte zu verfolgen. Dazu braucht man Dunkelfeldbeleuchtung durch einen Paraboloidkondensor[1]). Auf die Oberfläche des Paraboloidkondensors bringt man einen Tropfen Wasser oder Zedernholzöl und legt in diesen den Objektträger, bringt auf den Objektträger einen Tropfen spirillenhaltige Flüssigkeit und legt darauf ein Deckglas. Man beobachtet dann das entstandene Dunkelfeld, in dem bei Beleuchtung mit einer kleinen Bogenlampe oder einer Nernstlampe, von welchen man die matten Glocken entfernt hat, die Bakterien und andern kleinen Körperchen hell aufleuchten, mit einem starken Trockensystem. Je nach der Art des verwendeten Objektivs müssen die benutzten Objektträger und Deckgläser eine bestimmte Dicke haben, die genau einzuhalten ist. Man sieht im Dunkelfeld deutlich die glockenförmigen Schwingungsräume, die die Geißeln beschreiben. Näheres über die Bewegung der Geißeln siehe bei Buder[2]) und bei Metzner[3]). Sehr geeignet für solche Beobachtungen ist das sehr große Thiospirillum jenense, welches Buder näher untersucht hat und über dessen Kultur weiter hinten in dem Abschnitt über Schwefelbakterien das Nötige gesagt wird. Diese Form ist so groß, daß sie schon bei mittleren Vergrößerungen beobachtet werden kann.

---

[1]) Von K. Zeiss in Jena.   [2]) Jb. f. wiss. Bot., Bd. 56.   [3]) Ebenda Bd. 60.

20. Färbung von Bakterien zu diagnostischen Zwecken.

In trüben Flüssigkeiten, wie Eiter, Serum und Milch z. B. sind bei direkter Beobachtung Bakterien schwer nachzuweisen, weil viele kleine Körper in den Flüssigkeiten enthalten sind, die ähnlich wie Bakterien aussehen. Um von diesen die Bakterien zu unterscheiden, benutzt man zweckmäßig die Eigenschaft der Bakterien, Anilinfarben kräftig zu speichern. Will man z. B. mit Hilfe dieses Färbeverfahrens Bakterien in Milch nachweisen, so überzeugt man sich zunächst, daß in der unbehandelten Milch, auch wenn es sich um ältere, schon sauer gewordene Milch handelt, Bakterien ziemlich schwer zu sehen sind, weil viele Fetttröpfchen, Kaseinteilchen und dergleichen in der Flüssigkeit vorhanden sind, von denen die Bakterien schwer zu unterscheiden sind. Nun läßt man einen Tropfen Milch am Deckglas antrocknen, fixiert vorsichtig in der Flamme und entfernt das Fett mit etwas Äther. Dann verdünnt man alkoholische Methylenblaulösung mit der gleichen Menge Wasser und bringt einen Tropfen dieses Gemisches auf die am Deckglas eingetrocknete Milch, läßt 5 Minuten wirken und spült wie üblich mit Wasser ab. Dann legt man die gefärbte Milchschicht in einen Tropfen Wasser auf den Objektträger und beobachtet mit dem Mikroskop. Es heben sich nun die vorhandenen Bakterien, zu denen sich oft auch Hefen und Sporen von Oidium lactis gesellen, deutlich ab. Man findet stäbchenförmige Milchsäurebakterien, dann kurze Ketten von kugeligen Bakterien (Streptokokken) und manchmal auch Kapselbakterien. Bei letzteren hebt sich die Kapsel als eine ungefärbte Zone, die die kräftig gefärbten Bakterienzellen umgibt, ab. Bei solchen gefärbten Milchpräparaten kann man sich auch leicht von den Vorteilen überzeugen, welche die Anwendung eines Kondensors bei Beobachtung solcher gefärbter Präparate bietet. Nach Einschaltung des Kondensors tritt das Strukturbild, welches auf Licht- und Schattenwirkung beruht, stark zurück, und dementsprechend heben sich nun die gefärbten Körperchen und auch die Bakterien um so deutlicher hervor. Nach dem beschriebenen Verfahren sind auch Untersuchungen in Muskelfleisch auszuführen. Hier kommt man ohne Färbung und Kondensoranwendung überhaupt nicht zum Ziel, weil die zarte Zeichnung der Muskelfaser die ungefärbten Bakterien vollständig verdeckt.

21. Färbung nach Gram.

Wenn so in der eben beschriebenen Weise die Färbung benutzt werden kann, um Bakterien aufzufinden, kann sie auch dazu dienen, um Bakterien voneinander zu unterscheiden. Gram hat ein Verfahren angegeben, nach dem manche Bakterien gefärbt erscheinen, andere nicht, so daß man grampositive und gramnegative Bakterienarten voneinander unterscheiden kann. Ein vorzügliches Objekt zur Einübung dieses Verfahrens ist die oben beschriebene auf Bier an Luft entstandene Kahmhaut, welche aus Kahmhefen und Essigbakterien besteht. Zur Anwendung der Gramfärbung auf diese Kahmhaut bringt man wie üblich ein wenig von der Kahmhaut auf ein Deckglas in einen Tropfen Wasser, läßt eintrocknen und fixiert in der Flamme. Dann färbt man das Präparat 2 Minuten lang mit Karbolgentianaviolett in der Kälte, gießt ab, ohne abzuspülen, behandelt es dann 2 Minuten lang mit Lugolscher Lösung (1 g Jod, 2 g Jodkalium in 5 g dest. Wasser gelöst, nach Lösung auf 300 g mit Wasser auffüllen). Dann gießt man ab ohne Abspülen und entfärbt mit 96 % Alkohol. Darauf spült man mit Wasser ab. Nur die Essigbakterien geben bei dieser Behandlung den Farbstoff wieder her, nicht die Kahmzellen. Man färbt nach mit verdünntem Karbolfuchsin $1/2 - 1$ Minute. Es bleiben schwarzblau, also gram-positiv: Kahm; es erscheinen rot, also gramnegativ: Essigsäurebakterien.

22. Reinkultur von Milchsäurebakterien.

In derselben Weise wie oben bei Reinkultur von Kahm und Essigsäurebakterien beschrieben wurde, gewinnt man Milchsäure bildende Bakterien aus Milch in Reinkultur. Man verwendet Molkengelatine oder Bouillon- oder Hefenwassergelatine unter Zusatz von 5 % Milchzucker, schmilzt die in Röhrchen sterilisierte Gelatine bei 40° im Wasserbad und impft eines derselben mit einer kleinen Menge sauer gewordener Magermilch, mischt die eingeimpften Bakterien durch Schütteln der geschmolzenen Gelatine und gießt den Inhalt des Röhrchens in eine sterilisierte Petrischale aus. Dann werden noch einige weitere Verdünnungen hergestellt in derselben Weise wie oben bei der Kahmhefe-Reinkultur beschrieben wurde. Nach kurzer Zeit wachsen auf den Platten Bakterienkolonien heran, unter denen gewöhnlich auch die oben beschriebenen Kolonien von Oidium lactis nicht fehlen. Das Abimpfen der gewachsenen Kolonien wird ebenso ausgeführt, wie es oben bei den Kahmhefereinkulturen beschrieben wurde. Um die gesuchten Milchsäurebakterien aufzufinden, hat man sich je 10 ccm Milch in Röhrchen unter Watteverschluß sterilisiert. Man entnimmt nun von verschiedenartig aussehenden

Kolonien auf den Reinkulturplatten Bakterien mit der Platinnadel unter dem Mikroskop und impft aus jeder Kolonie
ein Milchröhrchen. Zu diesen Versuchen wählt man teilweise
fest bleibende Kolonien und teilweise solche, die in ihrer Umgebung die Gelatine verflüssigen. Diese Verflüssigung beruht
auf einer Peptonisierung der Gelatine, und dementsprechend
wird auch die Milch, in welche solche Bakterien eingeimpft
werden, durchscheinend infolge Peptonisierung der Milcheiweißstoffe. Mehrere der geimpften Röhrchen zeigen eine Koagulirung oder Gerinnung des Kaseins, und wenn man mit der
Platinöse einen Tropfen des überstehenden Molkens auf Lakmuspapier bringt, erweist sich die Reaktion als sauer. Die eingeimpften Bakterien waren also Milchsäurebildner. Nach einiger
Zeit sind die geimpften Milchröhrchen, die je 10 ccm Milch enthalten, zu titrieren, um festzustellen, wieviel Milchsäure höchstens die betreffende Bakterienform bildet. Derartige Untersuchungen sind auch mit spontan gesäuerter Milch auszuführen
und die erhaltenen Zahlen mit den bei den Reinkulturen erhaltenen zu vergleichen.

23. Nachweis der Säure- und Alkalibildung.

Diese Fähigkeit der reinkultivierten Bakterien Milchsäure zu
erzeugen, kann man auch dadurch nachweisen, daß man der für
die Herstellung der Reinkulturplatten benutzten Gelatine etwas
gefällten kohlensauren Kalk hinzusetzt. Dieser wird nach dem
Schmelzen und Impfen der Gelatine mit durchgeschüttelt und mit
auf die Reinkulturplatten ausgegossen. Bildet nun eine Bakterienform aus dem in der Gelatine enthaltenen Zucker Säure, so löst
diese den Kalk in der Umgebung der Kolonie auf, und es entsteht ein durchsichtiger Hof um die säurebildende Kolonie in
der im übrigen undurchsichtig weiß getrübten Gelatine. Auch
durch Farbenreaktionen kann man die Säurebildung durch
Bakterien auf Platten nachweisen. Zu dem Zweck setzt man
der zuckerhaltigen Nährgelatine oder besser dem Nähragar
etwas Lakmus zu, worauf in der Nachbarschaft der säurebildenden Kolonie Rotfärbung auftritt, oder man fügt zu der
mit Agar zum Erstarren gebrachten Nährlösung pro Röhrchen
5 Tropfen einer 1%ige Kongorotlösung in Wasser oder 0,3%
dieses Farbstoffes in festem Zustande hinzu. Säurebildung verrät sich dann durch Blaufärbung des Kongorot, welcher Farbstoff die Eigentümlichkeit hat, bei Gegenwart freier Säuren seine
Farbe in Blau zu verändern.

Von medizinischer Seite wird auch Endoagar zum Nachweis von Säurebildung benutzt. Das Verfahren beruht darauf, daß man fuchsinhaltiges Agar durch Zusatz von Natriumsulfit entfärbt. Kultiviert man dann auf solchem Agar säurebildende Bakterien, so wird die Verbindung zwischen Fuchsin und schwefliger Säure durch die neugebildete Säure wieder gelöst und die rote Fuchsinfärbung des Agars tritt wieder hervor. Zur Herstellung des Endoagars nehme man eine 2 l fassende Kochflasche und bringe in dieselbe einen Liter $3\,^1/_2\%$ schwach alkalisches Agar, fügt 6 ccm einer 10%igen Lösung von kristalisierter Soda hinzu, weiter 10 g Milchzucker in etwas Wasser gelöst und 5 ccm alkoholische konzentrierte Fuchsinlösung. Nach jedem Zusatz wird der Agar gut durchgeschüttelt und dann 25 ccm 10%ige Natriumsulfitlösung hinzugesetzt und ebenfalls durchgeschüttelt. Das Agar sieht dann bräunlich violett aus, wird aber nach dem Abkühlen und Erstarren fast farblos. Es muß dunkel und kühl aufbewahrt werden und darf nur einmal erhitzt werden, daher ist es praktisch, es in kleinen Quantitäten aufzuheben.

Lakmus-Nährboden mit Gelatine oder Agar-Zusatz kann auch zum Nachweis von Ammoniakbildung durch niedere Organismen benutzt werden. Einen derartigen Versuch kann man z. B. mit dem oben erwähnten Oidium lactis ausführen oder mit Penicillium glaucum. Beide Pilze sind bei der Reifung der Käsemasse stark beteiligt, peptonisieren also Eiweißstoffe und bauen das entstandene Pepton weiter ab bis zu freiem Ammoniak. Dies kann man mit Lakmus-Gelatineplatten zeigen, besonders wenn man der Nährlösung 1% Pepton zugesetzt hat. In der Nähe der Kolonien der beiden Pilze auf solchen Platten tritt dann sehr bald starke Blaufärbung auf.

24. Zählung von Bakterien.

Um die Zahl von Bakterien in einem Substrat festzustellen, mischt man ein abgemessenes Quantum der bakterienhaltigen Flüssigkeit mit Gelatine- oder Agarnährboden, wobei aus einem Teil der vorhandenen Bakterien in dem erstarrten Nährboden Kolonien erwachsen, die dann gezählt werden können und einen Rückschluß auf die Zahl der vorhandenen Bakterien gestatten. Zur Ausführung solcher Versuche muß man, wenn das Untersuchungsmaterial sehr bakterienreich ist, zunächst Verdünnungen mit sterilem Wasser vornehmen, damit die erwachsenden Kolonien nicht zu dicht liegen. Will man z. B. die Bakterienzahl in Milch bestimmen, so verdünnt man, wenn es sich um bakterienreiche Milch handelt, die Milch in derselben Weise, wie das oben bei Aussaat der Hefe beschrieben wurde. Man hält sich für diesen Zweck Röhrchen mit je 9 ccm sterilen Wassers vorrätig, sterilisiert eine 1 ccm Pipette mit 50%igem Alkohol, spült dann den in der Pipette hängen bleibenden Alkohol dreimal mit sterilem Wasser aus und überführt nun mit der sterilen Pipette 1 ccm der zu untersuchenden Milch in ein Röhrchen mit 9 ccm sterilen Wassers. Auf diese Weise erhält man 10 fach verdünnte Milch. Wiederholung des Verfahrens gibt 100 fach und 1000 fach verdünnte Milch. Dann schüttelt man die Röhrchen mit 100 fach und 1000 fach verdünnter Milch gut durch und überführt aus jedem 1 ccm der verdünnten Milch in eine sterile Petrischale. Darauf gießt man in die Petrischale den Inhalt eines bei 40° geschmolzenen Gelatineröhrchens. Dazu kann man Bouillon- oder Hefewasser- oder Molkengelatine nehmen. Zum Zweck der Zählung setzt man die Gelatineplatte, wenn die Kolonien deutlich sichtbar werden, auf eine Schablone aus mattem schwarzem Papier, auf welcher man einen Kreis von dem Durchmesser der Petrischale in 6 gleiche Sektoren mit weißer oder roter Farbe geteilt hat. Dann kann man die in den einzelnen Sektoren auf der Gelatineplatte erwachsenen Kolonien evtl. mit Hilfe einer Lupe zählen und kann diese Zählung an den folgenden Tagen wiederholen, bis die Zahl der Kolonien nicht mehr zunimmt.

Als weiteres Beispiel führen wir die Zählung der Bakterien in Wasser an. Das zu untersuchende Wasser läßt man in ein sterilisiertes Gefäß laufen und bringt in der eben beschriebenen Weise mit sterilisierter Pipette 1 ccm des Wassers in eine Petrischale. Ist großer Bakterienreichtum des Wassers zu erwarten, so muß auch hier wie bei der Milch eine Verdünnung mit sterilem Wasser vorgenommen werden. Muß man Bakterien in festen Materialien zählen, so suspendiert man diese in sterilem Wasser. Handelt es sich hierbei z. B. um den sehr bakterienreichen Ackerboden, so wiegt man etwa 20 g Erde ab und suspendiert diese in 400 ccm sterilen Wassers, schüttelt gut durch, entnimmt mit steriler Pipette 25 ccm der Aufschwemmung und überführt diese in einen neuen Kolben mit 400 ccm sterilen Wassers. Aus der 4. auf diese Weise hergestellten Verdünnung entnimmt man dann 1 ccm und bringt dieses in eine sterile Petrischale. Dieses 1 ccm entspricht dann ungefähr $^1/_{100}$ mg ursprünglichen Bodens. Außerdem macht man eine Trockensubstanzbestimmung der verwendeten Erde, indem man eine Probe Erde bei 110° bis zur Gewichtskonstanz trocknet. Auf

diese Weise ermittelt man, wieviel wasserfreie Erde in den
1. Kolben mit 400 ccm Wasser gebracht wurde. Bei solchen Versuchen mit Erde ist wegen der Inhomogenität des Materials
Herstellung von 8 Parallelplatten notwendig. Bei solchen Zählversuchen kann man nicht die volle Zahl der in dem verwendeten
Material enthaltenen Bakterien bestimmen, sondern es wächst
immer nur ein Teil derselben zu Kolonien aus, nämlich diejenigen, denen das verwendete Nährsubstrat zusagt, die bei
Gegenwart von Luft wachsen usw. Man kann also durch
solche Zählversuche immer nur Vergleichszahlen erhalten. Immerhin ist es natürlich gut, solche Bedingungen zu wählen, die
eine möglichst hohe Kolonienzahl ergeben. In dieser Richtung
ist zu bemerken, daß Agarnährboden höhere Zahlen ergeben,
als Gelatinenährböden.

Als ein gutes Nährsubstrat für Zählung von Bodenbakterien
hat sich Agar unter Zusatz von Nährstoff Heyden bewährt.

Bei Zählung von Wasserbakterien hat man bemerkt, daß
ein schwacher Sodazusatz die Zahl der Kolonien erheblich
steigert. So fand Dahmen (Lafar, Bd. 3, S. 37), daß Nährgelatine mit einem Zusatz von 0,1523 % Natriumkarbonat die
größte Kolonienzahl ergibt, und Migula setzt bei Wasseruntersuchungen zu 1 l Nährgelatine 10 ccm einer 15 %igen Natriumkarbonatlösung nach dem Neutralisieren zu. Die Wirkung solcher Zusätze muß man gegebenenfalls ausprobieren je nach dem
Material, in dem man die Bakterien zählen will. Zu beachten
bleibt auch, daß zu dicht liegende Kolonien das Auswachsen
von dazwischen liegenden geschwächten Bakterien verhindern,
einerseits, weil die zu dicht liegenden Kolonien die Nährstoffe
im Substrat zu stark verbrauchen und andererseits, weil sie giftige
Stoffwechselprodukte ausscheiden. Man bekommt deswegen pro
ccm Wasser eine um so höhere Bakterienzahl, je schwächer die
Zählplatte mit Kolonien besetzt ist.

25. Bacterium prodigiosum.

Der Bazillus des Blutwunders gedeiht gut auf stärkehaltigen
Substraten wie Oblate und Brötchen und bildet charakteristischen
roten Farbstoff. Von Interesse ist ein Versuch[1]), welcher die
Bedeutung des Magnesiums für die Farbstoffbildung durch diesen
Bazillus zeigt.

Man bereitet 2 Lösungen: Nur in der magnesiumhaltigen
Lösung I wächst der Bazillus mit roter Farbe, in der anderen farblos.

---

[1]) Samkow, Zbl. f. Bakt. II. 11. 309.

	Lösung I		Lösung II pro Liter	
Asparagin	10	g	10	g
Glukose.	5	„	5	„
KH_2PO_4	2	„	2	„
Na_2CO_3.	2,5	„	2,5	„
$MgSO_4$	0,4	„	—	
K_2SO_4	—		0,4	„

Man vergleiche dazu die Feststellungen von Willstätter über die Bedeutung des Magnesiums für die Chlorophyllbildung und die von Kossowicz, daß die Bildung von rötlichem Farbstoff durch gewisse Hefen mit der Menge des in der Nährlösung vorhandenen $MgSO_4$ bis zur Sättigung der Lösung mit diesem Salze steigt.

26. Leuchtbakterien.

Durch Bakterienwirkung leuchtendes Fleisch kann man sich nach Molisch[1]) leicht verschaffen, wenn man ein kinderfaust-großes frisch vom Metzger geliefertes Rindfleischstück in einer 3%igen Lösung von Kochsalz in destilliertem Wasser unter einer Glocke bei etwa 10° so aufbewahrt, daß ein Teil des Fleisches aus der Flüssigkeit herausragt.

Zur Kultur der Leuchtbakterien verwendet man eine schwach alkalisch gemachte Nährlösung aus

100	ccm	Leitungswasser
3	g	Kochsalz
1	„	Pepton
0,5	„	Glyzerin
evtl. 10	„	Gelatine.

An solchen Kulturen kann man feststellen, wie z. B. durch Schütteln erhöhte Sauerstoffzufuhr das Leuchten verstärkt. Molisch empfiehlt zu demselben Zweck folgenden eleganten Versuch: Eine $1\frac{1}{2}$ m lange und etwa 8 mm breite an einem Ende zugeschmolzene Glasröhre wird mit stark leuchtender Bouillon (gemischt mit Bacterium phosphoreum) nahezu ganz gefüllt, so daß an der oberen Öffnung nur ein $\frac{1}{2}-1$ cm langes Stück, mit Luft versehen, übrig bleibt. Läßt man nun eine so vorbereitete Röhre eine Viertelstunde stehen, so erlischt, da die Bakterien den Sauerstoff veratmen, die Bouillon mit Ausnahme des Meniskus, wo der Sauerstoff die Bakterien unmittelbar erreicht. Verschließt man jetzt die Röhre mit dem Daumen und kehrt sie um, so

---

[1]) Molisch, Leuchtende Pflanzen, 2. Aufl. Jena 1912, Fischer.

steigt die Luft in Form einer Blase auf und macht die ganze Bouillon wieder leuchtend, man glaubt im Finstern eine langsam aufsteigende Leuchtrakete zu sehen. Stellt man die Röhre dann wieder ruhig hin, so erlischt binnen $1/4$ Stunde oder noch früher die Bouillon und der Versuch kann dann von neuem wiederholt und die Bouillon neuerdings leuchtend gemacht werden.

Die Abhängigkeit der Lichtproduktion von der Ernährung kann man zeigen, wenn man Platten von Salzpeptongelatine mit Bacterium phosphoreum impft. Die Platten leuchten einige Tage sehr stark, dann läßt die Lichtentwicklung nach. Impft man jetzt an einigen Stellen die Platte mit Penicillium glaucum, so leuchtet jede Schimmelpilzkolonie, die aus den aufgeimpften Sporen erwächst, nach einigen Tagen intensiv auf, weil der Pilz Stoffwechselprodukte bildet, die den Bakterien das Leuchten von neuem ermöglichen[1].

Die Lichtproduktion von Leuchtbakterien kann man auch durch Narkotika aufheben, wenn man nach Ballner Gelatineplatten von Leuchtbakterien Äther- oder Chloroformdämpfen aussetzt. Die Lichtproduktion kehrt, wenn die Einwirkung nicht zu lange dauerte, in wenigen Minuten zurück, wenn man die narkotisierte Platte an der Luft schwenkt.

In höchst anschaulicher Weise konnte Molisch[2] die narkotische Wirkung des Tabakrauches auf die lebende Substanz der Leuchtbakterien in folgender Weise demonstrieren. Er nahm ein quadratisches Stück Filtrierpapier und gab auf die Mitte 3 Tropfen einer stark leuchtenden Bouillon von Pseudomonas lucifera. Die Flüssigkeit weitet sich sofort in Form eines Kreises aus, der in der Dunkelkammer für ein dunkeladaptiertes Auge wie eine kleine Sonne leuchtet. Legt man nun das Papier in eine Petrischale, ohne daß es den Boden berührt, und bläst man, während man die obere Schale ein wenig schief abhebt, einen Zug Tabakrauch hinein, verschließt rasch und beobachtet im Finstern, so wird man bemerken, daß das Licht gewöhnlich binnen einer halben bis einer Minute völlig erlischt. Ein Kontrollpapier in reiner Luft leuchtet noch nach einer Stunde in ungeschwächter Kraft. Nimmt man das erloschene Papier aus der Rauchschale heraus und wirft es auf in einer Schale befindliches reines Meerwasser, so tritt das Licht nach etwa ein bis zwei Minuten wieder hervor.

---

[1] Friedberger u. Doepner, Zbl. f. Bakt. I. Bd. 43, S. 1.
[2] Molisch, Über den Einfluß des Tabakrauches auf die Pflanze I. Teil. Sitzber. d. Kais. Akad. d. Wiss. in Wien Bd. 120. 1911. I. Abt. S. 22.

27. Sarcina.

Die Sarcinen haben kugelige Einzelzellen. Bei der Zellteilung folgen die Teilungsebenen nach den drei Richtungen des Raumes, so daß warenpaketförmige Zellaggregate entstehen. Man studiere diese Verhältnisse an Reinkulturen.

Zweites Semester.

Bakterien, die den Stickstoffkreislauf in der Natur im Gange halten.

28. Bildung von salpetriger Säure und Salpetersäure.

Die Entwicklung der Pflanzen hängt in erster Linie von ihrer ausreichenden Ernährung mit Stickstoff ab. Die günstigste Form, in der Stickstoff den Pflanzen geboten werden kann, ist die Salpetersäure. Diese Salpetersäure findet sich stets in pflanzentragenden Böden, wo sie durch die Tätigkeit bestimmter Bakterien entsteht, die Ammoniak zu Salpetersäure oxydieren. Das Ammoniak entsteht bei der Zersetzung der Eiweißkörper oder aus Amiden, wie z. B. Harnstoff. Auf diese ammoniakbildenden Vorgänge, bei denen Bakterien und Enzyme ebenfalls beteiligt sind, wird später einzugehen sein, hier sollen zunächst die Salpetersäurebakterien besprochen werden. Die Oxydation des Ammoniaks durch Bakterien verläuft in 2 Stufen, zuerst oxydieren die Nitritbildner das Ammoniak zu salpetriger Säure, dann die Nitratbildner die salpetrige Säure zu Salpetersäure. Die Kultivierung beider Bakteriengruppen kann in den sonst üblichen organischen Nährlösungen nicht ausgeführt werden, weil diese Bakterien empfindlich sind gegen gelöste organische Substanz. Dementsprechend ist auch die Reinkultur dieser Bakterien schwierig, und wir wollen uns hier damit begnügen, die bei der Salpetersäurebildung beteiligten Bakterien nur in Rohkulturen zu zeigen, die durch mehrmalige Umimpfung möglichst gereinigt sind, aber keine absoluten Reinkulturen darstellen.

Rezept für Nitritbildnerkultur

$(NH_4)_2SO_4$ 2   g

$NaCl$ 2   „

K_2HPO_4 1   „

$MgSO_4$ . . . . . 0,5 „

$FeSO_4$ . . . . . 0,4 „

Wasser 1000 g

$MgCO_3$ Überschuß, damit die Reaktion nicht sauer wird.

Rezept für Nitratbildnerkultur

$NaNO_2$ . . . . 1 g		$NaCl$ . . . . 0,5 g
Na_2CO_3 . . . . 1 „		$FeSO_4$ . . . . 0,4 „
K_2HPO_4 . . . . 0,5 „		$MgSO_4$ . . . . 0,3 „
	Wasser 1000 g	

Von jeder Nährlösung stellen wir 300 ccm her und bringen davon je 50 ccm in eine Erlenmeyer-Kochflasche von 250 ccm Inhalt. Dann wird von jeder Lösung eine Flasche unsterilisiert mit einer kleinen Probe Ackererde und eine andere mit einer kleinen Probe (einige Gramm) Kompost- oder Mistbeeterde geimpft. Die übrigen 4 Kolben jeder Reihe werden unter Watteverschluß wie üblich sterilisiert. Dann prüft man alle 8 Tage ein Tröpfchen der Ammonsulfatlösung auf etwa entstandene salpetrige Säure und ein Tröpfchen der Nitritlösung auf entstandene Salpetersäure. In den Nitritbildnerkulturen wird Schwefelsäure bei Oxydation des Ammosulfates frei und außerdem salpetrige Säure gebildet; man überzeuge sich, daß genügende Mengen $MgCO_3$ oder $CaCO_3$ trotzdem die Reaktion neutral halten. Zum Nachweis der salpetrigen Säure wird Trommsdorffs Reagenz benutzt. Man stellt es auf folgende Weise her: 4 g Stärke mit etwas Wasser gemischt und zu einer kochenden Lösung von 20 g Zinkchlorid in 100 ccm Wasser gesetzt, gekocht bis zur Klarheit, dann mit Wasser verdünnt und 2 g Jodzink zugefügt, auf 1 l verdünnt und filtriert. Im Dunkeln, in Flasche mit Glasstopfen aufbewahren.

Vor Ausführung dieser Versuche stelle man zweckmäßig die Empfindlichkeitsgrenze der zu benutzenden Reagenzien fest. Man bereitet zu dem Zweck eine 1prozentige Lösung von Kalium- oder Natriumnitrit und verdünnt diese Lösungen stufenweise so weit, bis die benutzten Reagenzien keine Reaktion auf salpetrige Säure mehr anzeigen. Die Probe wird zweckmäßig in Tröpfchen ausgeführt, die auf einen Porzellanteller gesetzt werden. Bei Ausführung des Nitritnachweises muß die Säure durch Zusatz von 1 Tropfen Schwefelsäure 1 : 3 oder Essigsäure in Freiheit gesetzt werden. Nach Zusatz von Trommsdorffs Reagenz tritt dann noch Blaufärbung auf, wenn salpetrige Säure in einer Verdünnung von 1 : 100 000 gegenwärtig ist.

$$2\,HJ + 2\,HNO_2 = 2\,H_2O + 2\,NO + J_2.$$

Zum Nachweis von Salpetersäure wird am besten Diphenylamin nach dem Verfahren von Cimmino verwandt. Nach dieser Vorschrift gibt man in ein Reagenzglas zu 1 ccm der zu untersuchenden Flüssigkeit 3—4 Tropfen salzsäurehaltige (5—10%) Diphenylaminschwefelsäure (0,5 g Diphenylamin, 100 ccm H_2SO_4, 20 ccm H_2O) + 2 ccm konzentrierte Schwefelsäure und schüttelt um. Bei Anwesenheit von 1 Teil Salpetersäure in 100000 Wasser tritt nach dieser Ausführungsweise noch eine Blaufärbung ein. Zu bedenken ist, daß Diphenylamin auch Blaufärbung mit salpetriger Säure gibt, infolgedessen muß man in den Nitritlösungen, in denen die Bakterien Nitrat gebildet haben sollen, bei der Prüfung auf Nitrat zunächst das Nitrit zerstören. Zu dem Zweck fügt man zu der Lösung Harnstoff und verdünnte Schwefelsäure hinzu und erwärmt gelinde.

$$CO(NH_2)_2 + 2\,HNO_2 = CO_2 + 3\,H_2O + 2\,N_2.$$

Der Stickstoff aus dem gegenwärtigen Nitrit entweicht dann in Form von Gasblasen, man prüft nach Schluß der Reaktion mit Trommsdorffs Reagenz, ob alles Nitrit zerstört ist und untersucht dann erst mit Diphenylamin, ob Nitrat aufgetreten ist. Zu beachten bleibt ferner, daß Diphenylamin auch mit zahlreichen andern Salzen außer Salpetersäure Blaufärbung gibt. In zweifelhaften Fällen kontrolliert man die Gegenwart von Salpetersäure deswegen mit Ferrosulfat und Schwefelsäure. Hat man in den beschriebenen, mit Erde geimpften Kulturen die Bildung von Nitrit, bzw. Nitrat 8—14 Tage nach der Impfung festgestellt, so überführt man aus der betreffenden Kultur einen Tropfen der umgeschüttelten Flüssigkeit in einen neuen sterilisierten Kolben derselben Reihe, deren Herstellung oben beschrieben wurde, wartet wieder 8—14 Tage, bis wiederum nach dieser Impfung Nitrit- bzw. Nitratbildung nachzuweisen ist und wiederholt dann das Verfahren, bis die vier sterilisierten Kolben jeder Reihe verbraucht worden sind. Man wird finden, daß die Kompost- oder Mistbeeterde reicher an Nitrit- oder Nitratbakterien ist und die mit ihr geimpften Kolben früher die gewünschte Reaktion geben. Man kann dann die weitere Reinkultur durch viermaliges Überimpfen nur mit der Kompost- oder Mistbeeterde weiterführen und sich damit begnügen, in Ackererde die gesuchten Organismen nur in der ersten Generation festgestellt zu haben. Auf diese Weise drängt man in solchen Elektivkulturen die andern Organismen, welche kein Nitrit oder Nitrat bilden, zurück und erhält eine ziemlich reine Rohkultur. In diesen kann man dann mikroskopisch die Nitrit- oder Nitratbakterien aufsuchen. Es sind sehr kleine Organismen, die man durch Färbung mit Gentianaviolett nachweisen kann. In gut gelungenen Kulturen von Nitritbakterien sieht man die Bakterien manchmal schwärmen und dadurch die Flüssigkeit trüben und dann nach Erlöschen der Bewegung als Zooglöen sich auf dem Bodensatz von kohlensaurer Magnesia niedersetzen. Zum mikroskopischen Nachweis der Bakterien ist es meist am besten, ein wenig von dem Bodensatz von kohlensaurer Magnesia herauszunehmen, die Magnesia in etwas verdünnter Salzsäure zu lösen und die dann auf dem Objektträger zurückbleibenden Bakterien unter das Mikroskop zu bringen.

Die Nitritbildner beschreibt Winogradsky in seinen klassischen Darstellungen[1]) als längliche Zellchen ähnlich einer Null. Der kürzere Durchmesser beträgt $0,9-1$ μ, der längere $1,2-$ $1,8$ μ. Sie sind mit allen gewöhnlichen basischen Anilinfarben färbbar. Der Nitratbildner ist dagegen durch seine schwierige Färbbarkeit von den ihn begleitenden kleinen Stäbchenarten zu unterscheiden. Wenn man mit Gentianaviolett einige Sekunden lang kalt färbt, so werden die gut gefärbten Stäbchen im Präparate nicht dem Nitratbildner angehören. Zwischen diesen wird man ganz farblose Stäbchen in Menge finden, welche gerade die des Nitratbildners sind. Nach Färbung mit Karbolfuchsin unter Erwärmen und darauffolgendem Waschen mit verdünntem angesäuertem Alkohol erscheinen die Zellchen stäbchenförmig an einem Ende oder an beiden verjüngt, unter 1 μ lang und $0,3$ $-0,4$ μ dick. Die Färbung ist dabei keine gleichmäßige, nur der mittlere Teil der Stäbchen erscheint gefärbt, die zugespitzten Enden dagegen sind fast farblos. Bei Anwendung von Löfflers alkalischem Methylenblau färben sich nur die in den Zellchen (meistens in der Einzahl) vorhandenen Körnchen kräftig. Der übrige Teil des Zelleibes ist so blaß, daß man mit Mühe die Konturen der Stäbchen um die Körnchen herum sucht. Wenn man nicht stark genug färbt, sieht man nur Häufchen dieser unmeßbar kleinen Körperchen, weil man die Stäbchen nicht unterscheiden kann.

Wer aus den hier beschriebenen Rohkulturen sich wirkliche Reinkulturen aus Nitritbildnern ziehen will, benutzt dazu vorteilhaft nach Winogradski die Magnesia-Gipsplatten, deren Herstellung Omeliansky angegeben hat. Dabei wird ein vollkommen gleichmäßiges Gemenge von Gips und etwa 1% kohlensaurer Magnesia bereitet, worauf man Wasser unter Umrühren bis zur Dicklichkeit von saurem Rahm zusetzt und die Masse auf eine horizontale Spiegelglasplatte ausgießt. Sobald sie teigig geworden ist, sticht man aus ihr runde Scheiben für Petrischalen oder schneidet

---

[1]) Lafar, Handb. der techn. Mykologie, Bd. 3, S. 153.

Streifen für Reagenzgläser. In die Schale legt man die Platte mit der glatten Oberfläche nach oben und fügt soviel mineralische Nährlösung hinzu, daß ihr Stand die halbe Dicke der Platte erreicht. Man sterilisiert bei 120° und gießt nachher wieder etwas vorrätige sterilisierte Lösung nach. Dann trägt man einen Tropfen flüssiger Kultur auf, und wenn die Ammoniakreaktion verschwunden ist, saugt man die erschöpfte Flüssigkeit mit sterilisierter Pipette ab und ersetzt sie durch frische. Die Nitritreaktion tritt gewöhnlich schon nach 4—5 Tagen auf, und um dieselbe Zeit werden die ersten Kolonien als kleine Pünktchen von gelblicher Farbe sichtbar. Weiterhin nehmen die Kolonien eine gelblichbraune Färbung an und erscheinen dann als feste Wärzchen. Wenn man immer neue Ammongaben zusetzt, so können die Kolonien nach ein paar Wochen einen Durchmesser von 0,5 mm und darüber erreichen.

Zur Reinkultur von Nitratbildnern kann man Nitritagar benutzen, bestehend aus 2 g Natriumnitrit, 1 g wasserfreier Soda, einer Messerspitze Kaliumphosphat, 15 g Agar und 1 l Flußwasser. Aus diesem Agar legt man 5—6 Platten mit sehr verschiedenen Impfungen an und läßt etwa 3 Wochen bei 30° stehen. Nach dieser Frist wird das Verschwinden der Nitritreaktion zeigen, daß der Nitratbildner zur Entwicklung gelangt ist. Dann untersucht man die Platten bei 100—150 facher Vergrößerung und wählt charakteristische, möglichst kleine Kolonien zur Abimpfung aus. Letztere nimmt man mit einer 100 fachen Vergrößerung vor, wobei man die Kolonien mit der haarfein ausgezogenen Spitze eines Röhrchens aussticht und die Spitze in dem zu beimpfenden Kölbchen abbricht. Um Gewißheit darüber zu erlangen, ob einige der beimpften Kölbchen eine Reinkultur des Nitratbildners enthalten, beimpft man Bouillon mit einigen Tropfen nitratierter Flüssigkeit. Die Bouillon darf sich dadurch in der Folge nicht verändern.

29. Oxydation des schwefelsauren Ammoniaks im Boden.

Man bringt auf zwei Porzellanteller je 500 g naturfeuchten Ackerboden, streut auf den einen Teller 1 g genau abgewogenes Ammonsulfat, macht eine Wassergehaltsbestimmung des Bodens, fügt dann zu jedem Teller so viel Wasser, daß der Wassergehalt des Bodens auf 18% erhöht wird und hält ihn durch Nachgießen auf der Wage dauernd auf dieser Höhe. Um übermäßiges Austrocknen zu verhindern und Algenentwicklung unmöglich zu machen, überdeckt man jeden der beiden Teller mit einem zweiten

Teller. Die so beschickten Teller hält man etwa 6 Wochen auf Zimmertemperatur, untersucht dann in beiden Tellern das neugebildete Nitrat, zieht dann von der Nitratmenge, die auf dem mit Ammoniaksulfat gedüngten Teller gefunden wurde, diejenige ab, die der ungedüngte Teller bei der Untersuchung ergab und ermittelt auf diese Weise, wieviel % des Ammonsulfatstickstoffs zu Nitratstickstoff oxydiert worden sind. Zur Ausführung der Nitratbestimmung mengt man die Erde auf jedem Teller gut durch, macht eine Trockensubstanzbestimmung von jedem Teller, wägt 400 g der Erde von jedem Teller ab und fügt zu jeder dieser beiden Portionen 800 ccm Wasser, läßt 2 Stunden unter häufigem Umschütteln stehen, fügt zu dem Gemisch von Erde und Wasser einige Körnchen Kochsalz oder Alaun, um die Klärung des Filtrats herbeizuführen und filtriert durch ein großes Faltenfilter. Dann mißt man von dem klaren Filtrat jedes Tellers zweimal 250 ccm ab. Zu jeder dieser 4 Portionen fügt man 150 ccm Natronlauge (30% NaOH) und erhitzt zum Sieden solange, wie noch Ammoniak entweicht. (Prüfung des entweichenden Dampfes mit rotem Lakmuspapier.) Nach dem Abkühlen des Versuchs wird das darin enthaltene Nitrat durch Wasserstoff zu Ammoniak reduziert. Zu diesem Zweck fügt man zu jedem Versuch 5 g Eisenstaub und 10 g Zinkstaub hinzu. Es beginnt Wasserstoffentwicklung, und man schließt den Kolben sofort an den Destillationsapparat an, damit kein Ammoniak verloren geht. Hat man mehrere Versuche gleichzeitig zu verarbeiten, so kann man auch die Versuche mit einem Gärverschluß oder einem ähnlichen Ventil verschließen, das mit verdünnter Schwefelsäure gesperrt ist, und vor Beginn der Destillation die Schwefelsäure aus dem Gärverschluß, die etwa entweichendes Ammoniak aufgenommen hat, zu dem Kolbeninhalt fügen. In jedem Fall läßt man die Wasserstoffentwicklung 12 Stunden gehen und destilliert dann unter Anwendung eines Kühlers das aus dem Nitrat durch Reduktion entstandene Ammoniak in vorgelegte $^1/_{10}$ n. Schwefelsäure über. Durch eine Überschlagsrechnung stellt man vorher fest, wieviel Ammoniak entstanden sein kann und bemißt danach die Menge der vorzulegenden und genau abzumessenden $^1/_{10}$ n. Schwefelsäure. Man fügt außerdem einen Tropfen Methylrot zu der vorgelegten Schwefelsäure, damit man es gleich sieht, wenn die vorgelegte Schwefelsäure zur Neutralisation des übergehenden Ammoniaks nicht ausreicht. In diesem Fall fügt man weitere 10 ccm Schwefelsäure zu. Nachdem die Destillation begonnen hat, prüft man von Zeit zu Zeit, ob das Destillat, welches aus dem Kühlrohr austropft, noch alkalisch auf Lakmuspapier reagiert. Ist dieses nicht mehr der Fall, so unterbricht man die Destillation und erhitzt die vorgelegte Schwefelsäure samt der hineindestillierten wässerigen Flüssigkeit zum Sieden, kühlt sie dann wieder ab und ermittelt nun durch eine Zurücktitration mit Hilfe von Barytwasser von bekanntem Gehalt, wieviel der vorgelegten Schwefelsäure durch überdestilliertes Ammoniak gebunden worden ist. Siehe Anhang: Maßanalyse. Auf diese Weise läßt sich berechnen, wie viel Nitratstickstoff in jedem Versuch vorhanden war, und daraus berechnet man dann, wieviel mg Ammoniaksulfat-Stickstoff ursprünglich in 100 g trockner Erde enthalten war und wieviel % davon durch die Salpetersäurebildenden Bakterien des Bodens zu Salpetersäure-Stickstoff oxydiert worden sind. Dabei ist in Berechnung zu ziehen, wieviel Wasser zur Zeit der Untersuchung in dem Versuchsboden enthalten war, und diese Menge der Menge des Auslaugewassers hinzuzurechnen. Wenn also z. B. die Versuchserde 10% Feuchtigkeit enthielt und 400 g dieser Erde mit 800 ccm Wasser extrahiert worden sind, so ist als Auslaugewasser in Rechnung zu stellen nicht 800, sondern 840 ccm Wasser. Jeder Versuch ist doppelt auszuführen, so daß sich ergibt: 2 Nitratbestimmungen aus dem Teller mit Ammonsulfat und 2 aus dem ohne Ammonsulfat. In gewöhnlicher Ackererde findet man pro 100 g Boden höchstens einige mg Nitratstickstoff, und diese vermehren sich um einige weitere mg während der Dauer des beschriebenen Versuchs, wenn kein Ammonsulfat zugesetzt war. Dieser Nitratzuwachs ist auf eine Bildung von Ammoniak aus dem Stickstoffkapital des Bodens und Oxydation dieses Ammoniaks während des Versuchs zurückzuführen. Zieht man am Schluß des Versuchs von dem Nitratstickstoff auf dem Teller mit Ammonsulfat die Menge ab, die am Schluß des Versuchs auf dem ungedüngten Teller ermittelt wurde, so findet man, wieviel von dem in der Düngung gegebenen Ammonsulfatstickstoff während der Dauer des Versuchs oxydiert wurde. Man findet bei solchen Versuchen meistens nicht den ganzen zugesetzten Ammonsulfatstickstoff in Nitratform wieder, und es stimmen damit die landwirtschaftlichen Erfahrungen überein, daß die gleiche Menge Stickstoff in Form von Ammonsulfat eine geringere Ernteerhöhung gibt wie dieselbe Menge Stickstoff, die als salpetersaures Natron z. B. zur Düngung verwendet wurde. Um zu ermitteln, ob bei diesen Versuchen das zur Düngung verwendete Ammoniak vollkommen oxydiert ist, kann man bei der oben beschriebenen Abkochung des etwa vorhandenen Ammoniaks vor der Nitratreduktion das entweichende

Ammoniak ebenfalls in vorgelegter Schwefelsäure auffangen und titrieren. Man wird aber, wenn man die Versuche in der hier beschriebenen Weise ausführt, dann meist nur Spuren von Ammoniak finden. Zu beachten ist, daß die beschriebene Reduktionsmethode sichere Resultate nur gibt, wenn in jedem Destillationsversuch die Menge Nitratstickstoff zwischen 15 und 30 mg liegt. Dieses Intervall ist also einzuhalten.

Berechnungsbeispiel:

Auf einem Teller waren 500 g Ackererde von 15,5% Feuchtigkeit, also 422,5 g wasserfreie Erde, welcher ursprünglich 1,0915 g $(NH_4)_2SO_4 = 231,4$ mg N zugesetzt waren, vorhanden. Diese wurden mit 1000 ccm Wasser ausgelaugt, wodurch unter Hinzurechnung der Feuchtigkeit der Erde 1077,5 ccm Lösung entstehen. Nach Filtration und Reduktion wurden 250 ccm dieser Lösung destilliert und dabei 30 ccm $\frac{n}{10}$ H_2SO_4 vorgelegt. Nach Schluß der Destillation waren noch 10 ccm Barytwasser nötig, um die vorgelegte Säure zu neutralisieren. Da 10 ccm $\frac{n}{10}$ H_2SO_4 von 39 ccm unseres Barytwassers neutralisiert werden, ist eine Ammoniakmenge überdestilliert, die 107 ccm unseres Barytwassers entspricht $(3 \cdot 39 = 117 - 10 = 107.)$

10 ccm $\frac{n}{10}$ H_2SO_4 werden von 14 mg N in Form von NH_3 neutralisiert und ebenso von 39 ccm unseres Barytwassers, also sind 107 ccm Barytwasser $= 38,41$ mg N, die als NH_3 in 250 ccm Filtrat vorhanden waren. Folglich entsprechen der Filtratmenge von 1077,5 ccm, die aus dem gesamten Tellerinhalt erhalten wurde, 165,5 mg N; davon gehen ab 5 mg N, die in der Erde eines ebenso behandelten, aber nicht mit Ammonsulfat gedüngten Vergleichsversuches an Nitrat enthalten waren, welches aus dem Bodenstickstoffkapital durch Bakterientätigkeit entstanden war. So findet man, daß von der als Düngung gegebenen Menge von 231,4 mg Ammonsulfatstickstoff 160,5 = 69,36% durch die Bakterien des Bodens zu Nitrat oxydiert sind. Ähnliche Resultate erhält man gewöhnlich bei solchen Versuchen.

30. Die Aufschließung des Bodenstickstoffs durch Ätzkalkdüngung.

In derselben Weise wie bei den eben beschriebenen Versuchen kann man zeigen, daß eine Düngung mit Ätzkalk stark auf-

schließend auf den Bodenstickstoff wirkt und dadurch die Nitratbildung steigert. Man bringt wieder auf 2 Teller je 500 g
Boden und setzt zu dem einen Teller 5 g Ätzkalk, hält den
Wassergehalt der Teller wieder für 6 Wochen bei 18% und bestimmt am Anfang und am Schluß den Gehalt des Bodens an
Nitratstickstoff in der eben beschriebenen Weise. Man wird
finden, daß in dem Ätzkalkteller die Nitratbildung erheblich
größer war, und es danach verständlich finden, daß nach Ätzkalkdüngung die Pflanzen sehr viel besser wachsen, auch wenn
es in dem Boden nicht an Kalk als Pflanzennährstoff fehlt.

31. Salpeterverbrauch durch Bakterien.

Der für die Pflanzenernährung so wichtige Salpeter kann
den höheren Pflanzen durch Bakterienwirkung entzogen werden:
1. dadurch, daß die Bakterien bei Luftmangel den Salpeter als
Sauerstoffquelle verbrauchen und reduzieren, 2. dadurch, daß sie
den Salpeter zum Aufbau ihres Körpers benutzen.

Die Reduktion des Salpeters ist sehr vielen Bakterien möglich. Meistens führen sie diese bis zur Nitritstufe, manche
nehmen aus dem Salpetersäuremolekül aber den ganzen Sauerstoff heraus und setzen den Stickstoff in Freiheit. Zum Nachweis dieser Reduktion stellt man 300 ccm nach folgendem Rezept her:

$$2 \text{ g } NaNO_3$$
$$2 \text{ „ } MgSO_4$$
$$2 \text{ „ } K_2HPO_4$$
$$0{,}2 \text{ „ } CaCl_2$$
$$5 \text{ „ Zitronensäure mit Soda neutralisieren}$$
$$1000 \text{ ccm Wasser.}$$

Je 10 ccm dieser Lösung werden in 20 Reagenzgläser gefüllt, 100 ccm der Lösung mit 10% Gelatine versetzt, und dieses
Gemisch ebenfalls zu je 10 ccm in Reagenzgläser gefüllt. Dabei
wird die Gelatine in Wasser eingeweicht, ausgedrückt und in
der angegebenen Nährlösung im Wasserbad geschmolzen. Dann
versetzt man eins der die Nährlösung enthaltenden Röhrchen
ohne Gelatine mit etwas Ackererde und eins mit ein wenig
Pferdemist. Nach wenigen Tagen prüft man die geimpften Nährlösungen mit dem im vorigen Abschnitt genannten Trommsdorfschen Reagenz auf Nitrit und wird sehr bald positive Reaktionen erhalten zum Zeichen, daß die Reduktion des Salpeters
begonnen hat. Weiterhin entstehen Gasblasen in der Flüssigkeit,

weil darin enthaltene Bakterien das Salpetersäuremolekül vollkommen reduziert haben und Stickstoff in Freiheit setzen. Außerdem entsteht aus der Zitronensäure, welche als Energiequelle für die fraglichen Bakterien der Nährlösung zugesetzt war, Kohlensäure. Da die Salpetersäure als Natriumsalz zugesetzt ist, wird bei der Zerstörung der Salpetersäure eine Base frei, die sich mit der entstehenden Kohlensäure verbindet. Dieses Karbonat macht die Reaktion der Flüssigkeit alkalisch, was mit Hilfe von Lakmuspapier zu verfolgen ist. Infolge dieser alkalischen Reaktion der Flüssigkeit scheiden sich nadelförmige Kristalle von saurem Magnesiumphosphat ($MgHPO_4 + 3\,H_2O$)[1]) in Büscheln aus. Nach einigen Tagen prüft man die erwähnten schäumenden Kulturen wiederum auf Nitrit und mit Diphenylamin auf Nitrat. Man wird dann finden, daß sowohl das Nitrit wie das Nitrat vollkommen verschwunden sind. Es war also zuerst als Durchgangsstadium der Reaktion Nitrit aufgetreten und dieses dann weiter vollkommen reduziert worden, bis der ganze vorhandene Salpeter verbraucht ist. Als Anzeichen für den Gang des Prozesses hat man also zur Verfügung: 1. das Auftreten von Nitrit, und 2. das Verschwinden von Nitrat, 3. das Verschwinden des Nitrits, 4. die alkalische Reaktion der Flüssigkeit, 5. die Kristallbildung. Es kommt nun weiter darauf an, aus dieser Rohkultur die beteiligten Bakterien in Reinkultur zu gewinnen. Man benutzt dazu in der gewöhnlichen Weise die mit Gelatine versetzte Nährlösung, deren Herstellung oben beschrieben wurde. Um aus diesen Reinkulturen unbeteiligte luftbedürftige Bakterien möglichst auszuschließen, ist es gut, die beschriebenen Rohkulturen in Röhrchen mit etwas flüssigem Paraffin zu bedecken. Von den Reinkulturplatten, auf denen oft auch schöne Kristalle von s. Magnesiumphosphat als Nadelbüschel auftreten, impft man dann eine größere Anzahl Röhrchen, die mit der beschriebenen Nährlösung gefüllt sind und wird dann finden, daß die meisten der isolierten Bakterienformen die Reduktion des Nitrats bloß bis zum Nitrit führen. Einige Röhrchen werden aber Schaumbildung zeigen, und in diesen hat man dann Formen vor sich, die die Reduktion bis zur Entbindung freien Stickstoffs führen. Aus solchen nimmt man mit der Platinnadel etwas Material und sticht dieses in der Richtung der Längsachse in ein Röhrchen, welches mit der Nährlösung unter Gelatinezusatz gefüllt wurde, ein. Dann kann man von dem Stich aus, in dessen Verlauf sich die Bakterien in den nächsten Tagen ent-

---

[1]) Hutchinson, Zbl. f. Bakt. II., Bd. 16, 326.

wickeln, sehr schön die Gasblasenbildung verfolgen, weil das entstehende Gas aus der Gelatine nicht entweichen kann, sondern in Form von linsenförmigen Gebilden in dieser stecken bleibt. Mit solchen gasbildenden Bakterien kann man dann noch einige weitere Reduktionsversuche machen. Zu diesem Zweck nimmt man Reinkulturen der Bakterien, welche die Salpetersäure bis zu freiem Stickstoff reduzieren und setzt pro Röhrchen, enthaltend 10 ccm der beschriebenen nitrathaltigen Nährlösung, fünf Tropfen einer 1⁰/₀₀ Lösung von Natriumselenit oder Natriumtellurit. Sehr bald tritt dann Reduktion der zugesetzten Salze auf, und es scheidet sich in den betreffenden Kulturen rotes Selen oder schwarzes Tellur aus. Die Tellurreduktion läßt etwas länger auf sich warten wegen der Giftwirkung des Tellurs. In den Selenkulturen bemerkt man gleichzeitig einen charakteristischen üblen Geruch infolge Bildung von Selenwasserstoff. In diesen beiden Fällen handelt es sich ebenso wie bei der Reduktion des Nitrats um Entnahme von Sauerstoff aus dem Molekül. Um zu zeigen, daß die betreffenden Bakterien auch die andere Form der Reduktion, nämlich die Anlagerung von Wasserstoff (Hydrierung) ausführen können, fügt man zu weiteren Röhrchen der genannten Reinkulturen eine Spur Methylenblau und bedeckt die Flüssigkeit mit etwas flüssigem Paraffin. Man bemerkt bald, daß die vorhandenen Bakterien diesen Farbstoff entfärben, was auf einer Anlagerung von Wasserstoff an das Methylenblaumolekül beruht.

In dem beschriebenen Versuch wird die Nitratreduktion ausgeführt auf Kosten der Energie, welche die zugesetzte Zitronensäure liefert. In gleicher Weise kann man im Ackerboden das Verschwinden von Nitrat zeigen, wenn man eine geeignete Energiequelle für die im Ackerboden vorhandenen Bakterien hinzusetzt. Solche Versuche[1] lassen sich z. B. in der Form ausführen, daß man 1 kg Ackererde mit 5 g Rohrzucker oder Dextrose und 4 g Natriumnitrat versetzt. Ein zweiter Versuch wird mit derselben Nitratmenge versetzt, aber ohne Zuckerzusatz, ein dritter Versuch ohne Zucker- und ohne Nitratzusatz aufgestellt. Die Erdproben werden am besten in hoher Schicht in Glasflaschen und vor Licht geschützt aufbewahrt, bis eine herausgenommene Probe nach dem Auslaugen mit Wasser keine Zuckerreaktion mit Fehlingscher Lösung mehr gibt. Dann werden alle 3 Versuche in derselben Weise, wie es eben im vorhergehenden Abschnitt beschrieben ist, quantitativ auf Nitrat unter-

---

[1] Koch u. Pettit, Zbl. f. Bakt. II., Bd. 26.

sucht. Man wird dann finden, daß Versuch 1 vollkommen nitratfrei geworden ist, weil die in dem Boden vorhandenen Salpeter
zersetzenden Bakterien die Salpetersäure mit Hilfe der aus dem
Zucker stammenden Energie vollkommen reduziert haben. Außerdem haben Bakterien in dem Boden sich auf Kosten des Zucker-
zusatzes vermehrt und einen Teil des Nitratstickstoffes zum
Aufbau ihrer neu entstehenden Zellen verwendet. Die Reduktion
des Salpeters verläuft um so vollständiger, je weniger Luft den
Bakterien in dem Versuchsboden zur Verfügung steht. Dies
erreicht man dadurch, daß man den Versuchsboden auf 30 %
Feuchtigkeit hält. Versuch 2 zeigt die zugesetzte Menge Nitrat
auch am Schluß des Versuchs noch, weil es an Zucker zur
Bakterienvermehrung, beziehungsweise zur Nitratreduktion fehlte.
Vielleicht beobachtet man in diesem Versuch 2 einen kleinen
Nitratzuwachs durch Neubildung von Nitrat aus den Boden-
bestandteilen, welche Neubildung in Versuch 3 ebenfalls hervor-
tritt, wenn man den Versuchsboden am Anfang des Versuchs
auf Nitrat untersucht hatte und nun diese Bestimmung in Versuch 3 wiederholt. Für die Verhältnisse auf dem Acker kommen
als Energiequelle für die Nitratreduktion und als Nährstoffquelle
für die Bakterienvermehrung in erster Linie langsam sich zer-
setzende Stoffe, wie z. B. Zellulose, in Betracht. Diese Zellulose
wird bei geeigneter Temperatur genügend schnell in Lösung
gebracht, um den Verbrauch der kleinen Mengen Salpeter, die
im natürlichen Ackerboden vorhanden sind, zu ermöglichen, und
so kommt es, daß mit Zellulose gedüngter Ackerboden Jahre
lang vollkommen nitratfrei bleibt, bis die zugesetzte Zellulose
vollkommen verschwunden ist. Sät man während dieser Zeit
Pflanzen in den Versuchsboden, so bleiben diese ganz klein, und
man kann auf diese Weise die Notwendigkeit der Nitratgegen-
wart für die Pflanzenernährung demonstrieren. Die Zellulose
setzt man am besten in Form von Filtrierpapier zu, aus welchem
man mit der Schere 2 cm breite Streifchen geschnitten hat.
Führt man diese Versuche weiter, nachdem die Zellulose vollkommen zersetzt war, so bemerkt man eine auffallend bessere
Entwicklung der eingesäten Pflanzen gegenüber den Parallel-
versuchen, die während der ganzen Zeit ohne Zellulosezusatz
gehalten wurden. Dieses Emporschnellen der Ernte nach Verbrauch der Zellulose beruht darauf, daß ein großer Teil des
Nitrats zum Aufbau neuer Bakterienzellen verwendet wurde, die
sich auf Kosten der zugesetzten Zellulose und deren Lösungs-
produkte vermehrten. Wenn nun nach Verbrauch der Zellulose
diese als Nährstoff für die Bakterienvermehrung wegfällt, stirbt

ein großer Teil der vermehrten Bakterien ab, und der in ihnen festgelegte Nitratstickstoff fällt dem Fäulnisprozeß anheim und erscheint schließlich als Nitratstickstoff wieder im Boden. Dies Auftreten von vermehrtem Nitratstickstoff ist der Grund der beschriebenen Mehrernte.

32. Harnstoff-Hydrolyse.

100 ccm Hefewasser oder Bouillon werden mit 2% Harnstoff versetzt. 50 ccm dieser Lösung werden in 5 Reagenzröhrchen gefüllt, die andere Hälfte mit 10% Gelatine versetzt und ebenfalls in 5 Röhrchen gefüllt. An Stelle der erwähnten Lösung kann man auch Harn verwenden. Von den so bereiteten Röhrchen ohne Gelatinezusatz wird eines mit einer Spur Jauche oder Pferdemist und eins mit einer kleinen Menge Ackererde geimpft. Die übrigen Röhrchen und auch die mit Gelatine versetzten werden wie üblich sterilisiert. Nach wenigen Tagen bemerkt man dann in den geimpften Röhrchen das Auftreten alkalischer Reaktion, wenn man ein Tröpfchen der Flüssigkeit auf rotes Lackmuspapier setzt. Gleichzeitig erkennt man mit Nesslers Reagenz das Auftreten von Ammoniak. Dann stellt man mit Hilfe der Gelatine-Röhrchen Reinkulturen aus einer der beiden geimpften Vorkulturen her. Auf den Reinkulturplatten wachsen verschiedenartige Kolonien, und die Platte beginnt sehr bald stark nach Ammoniak zu riechen, weil durch Hydrolyse des Harnstoffs kohlensaures Ammoniak durch Bakterienwirkung entsteht.

$$CO(NH_2)_2 + 2H_2O = (NH_4)_2CO_3.$$

Durch die Ammoniakentwicklung wird die Gelatine stark alkalisch und dadurch wird die Ausscheidung von Kristallen bedingt, die oft die Form eines Daches oder die eines Stäbchens mit zwei kugelig verdickten Enden besitzen und aus Karbonaten und Phosphaten des Kalciums bestehen. Infolgedessen treten die Kristalle oft in Schwärmen in der Umgebung der ammoniakbildenden Kolonien auf, und man kann dementsprechend an der Kristallbildung erkennen, welche Kolonien die der Harnstoff hydrolysierenden Bakterien sind und von diesen dann Reinkulturen entnehmen. Oft ist aber auch bei starker Ammoniakentwicklung die ganze Platte mit Kristallen übersät. Die auf diese Weise gewonnenen Reinkulturen werden titrimetrisch mit $^1/_{10}$ n. Schwefelsäure auf die Stärke ihrer Ammoniakbildung geprüft, wobei man aber immer mit NH_3-Verlusten durch Verdunstung zu rechnen hat. Manche Formen vertragen bis zu 13% kohlensaures Ammoniak, also eine ganz auffallend hohe alkalische Reaktion. Unter den Harnstoffbakterien findet man Vertreter der verschiedensten morphologischen Gruppen. Am meisten Harnstoff hydrolysieren Stäbchenformen. Man findet diese durch Impfung von Nährlösungen, die bis 10% Harnstoff enthalten.

Die beschriebene Harnstoff-Hydrolyse kommt durch die Wirkung eines von den Bakterien gebildeten Enzyms, der Urease, zustande. Diese Urease kann man umgekehrt nach Muskulus benutzen, um Harnstoff nachzuweisen. Zu diesem Zweck filtriert man unter Anlehnung an die Vorschrift von Muskulus, welche sich auf ammoniakalischen Harn bezieht, eine Kultur, in welcher kräftige Harnstoff-Hydrolyse durch Bakterien eingetreten ist nach Zusatz von Kochsalz bis zur Sättigung[1]) durch Papier, wäscht aus und trocknet das Filter bei $35-40^{\circ}$, färbt es dann mit Curcuma, trocknet wieder und bewahrt es dann in verschlossenen Gefäßen auf. Befeuchtet man ein solches Papier dann mit einer auf Harnstoffgegenwart zu prüfenden Flüssigkeit, so bildet die auf dem Papier haften gebliebene Urease kohlensaures Ammoniak, wenn Harnstoff gegenwärtig ist, und infolgedessen färbt sich das Papier bald braun[2]). Die Harnstoffkonzentration in der Lösung muß dabei unter 10% bleiben. In neuerer Zeit hat man gefunden, daß auch manche Leguminosensamen, besonders Soja und diejenigen von Cytisus laburnum (Goldregen) und Robinia pseudacacia Urease enthalten. Setzt man solche Samen pulverisiert zu Harnstofflösung zu und fügt etwas Toluol oder Thymol zu, um Bakterienentwicklung auszuschließen, so wirkt die in den Samen enthaltene Urease auf den Harnstoff ein und bildet daraus kohlensaures Ammoniak. Dieses Verfahren benutzt man zur Mikroanalyse auf Harnstoff in Blut und dergleichen. Zur Bestimmung des gebildeten kohlensauren Ammoniaks titriert man die Lösung direkt mit $^{1}/_{10}$ Normalsäure, oder besser treibt man das Ammoniak durch einen ammoniakfreien Luftstrom in vorgelegte titrierte Säure über, die dann zurücktitriert wird.

33. Stickstoffbindung durch freilebende Bakterien.

Die Assimilation chemisch ungebundenen Stickstoffs, wie er z. B. in der atmosphärischen Luft enthalten ist, wird bewirkt,

---

[1]) Jacoby, Biochem. Ztschr., Bd. 74, S. 114.
[2]) Ber. der deutschen chem. Ges. 1874, S. 124. Arch. f. Physiol. Bd. 12, S. 214.

a) durch Bakterien, die frei im Boden leben, b) durch solche,
die in Knöllchen an den Wurzeln der Leguminosen vorkommen.
Erstere kann man aus dem Boden herauskultivieren, wenn man
eine Lösung enthaltend 2 g Mannit und 0,02 g Dikaliumphosphat
auf 100 ccm Leitungswasser in flacher Schicht in Kolben füllt
und mit einigen Gramm Ackererde impft. Die Erde nimmt
man am besten aus einem gut bearbeiteten Feld in etwa $1/2$ m
Tiefe. Nach einiger Zeit bildet sich dann auf der Flüssigkeit
eine dicke, weiße, rahmartige Haut, die an den Stellen, wo
sie an der Wand des Glasgefäßes etwas eintrocknet, nach einiger
Zeit kaffebraune Färbung annimmt. Man bemerkt unter dem
Mikroskop, daß die Kahmhaut zum großen Teil aus dicken, kurzen
Stäbchen besteht oder aus ungefähr kugeligen Kokken, gelegentlich
kommen auch Sarcinaformen vor. Die beschriebene, durch ihre
Größe sofort auffallende Bakterienform ist weiter dadurch charakterisiert, daß sie sich mit wässriger Jodlösung schön goldbraun
färbt. Sie ist von Beijerinck[1]) als Azotobacter chroococcum
beschrieben worden. Sie stellt diejenige Bakterienform dar, die
bei weitem am kräftigsten freien Stickstoff assimiliert. Nicht
jeder Ackerboden enthält Azotobacter. Ist er in zu geringer
Menge in der Erde vorhanden, so hält man diese, um Azotobacter
anzureichern, nach Zusatz von 2 % Rohrzucker 8 Tage bei Zimmertemperatur feucht und impft dann erst die Mannitlösung. In den
beschriebenen Kahmhäuten von Azotobacter bemerkt man oft
Nester von spindelförmigen Zellen, die sich mit Jod blauviolett
färben und uns die aus einer früheren Übung bereits bekannte
Bakterienform Bacillus amylobacter darstellen. Diese Form bindet
ebenfalls freien Stickstoff, und so hat man in den beschriebenen
Kahmhäuten die beiden wichtigsten stickstoffbindenden Bakterienformen vor sich und durch die Differenzialfärbung mit
Jod charakterisiert. Will man Azotobacter in Reinkultur ge-
winnen, so fügt man zu der oben beschriebenen Mannitlösung 2 %
Agar, füllt dieses Gemisch in Reagenzgläser und stellt mit dessen
Hilfe Reinkulturen her. Einen Teil der Agarröhrchen hat man
schräger Oberfläche erstarren lassen, und auf diese impft man
dann von den auf den Agarplatten erwachsenden Azotobacter-
Kolonien ab. Zu diesem Zweck sucht man sich zunächst durch
Impfen in Wasserhängetröpfchen und mikroskopische Prüfung
Kolonien aus, die nur aus Azotobacter bestehen und keinerlei
andere Bakterienformen beigemischt enthalten. Von diesen Kolo-
nien impft man dann auf die beschriebenen sterilisierten und

---

[1]) Zbl. f. Bakt., Abt. 2, Bd. 7, S. 568.

schräg erstarrten Agarröhrchen ab. Bald wird dann auf der Agaroberfläche ein weißlicher Überzug erwachsen. Dann prüft man die verschiedenen, so hergestellten Agarröhrchen mikroskopisch nochmals auf Reinheit und scheidet diejenigen aus, in denen die Azotobakter-Kulturen beigemengte fremde Formen enthalten. Die so erhaltenen Reinkulturen benutzt man dann zur Impfung von größeren Kulturen, hergestellt mit Mannitlösung oder solche, in denen man den Mannit durch Dextrose ersetzt hat und bestimmt dann, nachdem die reine Kahmhaut von Azotobakter sich entwickelt hat, den durch die Reinkultur assimilierten Luftstickstoff nach Kjeldahl. Hat man auf diese Weise in der benutzten Ackererde das Vorkommen von Azotobacter nachgewiesen, so kann man auch die Fähigkeit solcher Erde zur Luftstickstoffbindung direkt zeigen. Man muß zu diesem Zweck nur die Erde mit Zucker düngen, welchen die Azotobakter als Energiequelle für die Luftstickstoffbindung brauchen. Zu diesem Zweck werden zwei Porzellanteller mit je 500 g naturfeuchter Ackererde, in welcher Azotobacter nachgewiesen worden ist, beschickt, und der eine davon mit 10 g Rohrzucker, gelöst in 100 ccm Wasser, der andere nur mit 100 ccm Wasser begossen. Beide Teller werden dann bei etwa 30° 14 Tage aufbewahrt und während dieser Zeit feucht gehalten und gelegentlich durch Umstechen gemischt. Dann wird aus dem mit Zucker gedüngten Teller eine kleine Probe Erde herausgenommen, mit Wasser extrahiert und auf Zucker geprüft. Sobald der Zucker verschwunden ist, wird eine Gesamtstickstoff-Bestimmung in der Erde ausgeführt. Zu dem Zweck stellt man die Teller zunächst zum Trocknen hin, mischt die Erde jedes Tellers durch Feinmahlen in der Reibschale usw. gründlich durch, wiegt von jeder der beiden Erden in 6 Kjeldahl-Kolben von 800 ccm Inhalt je 25 g ab und bringt in jeden Kjeldahl-Kolben auf die Erde 25 ccm Phenolschwefelsäure und läßt eine Stunde stehen. Dann werden 2—3 g Zinkstaub hinzugefügt und wiederum 2 Stunden unberührt stehen gelassen. Dann setzt man einen Tropfen Quecksilber hinzu oder ein Stückchen dünnen Kupferdraht oder etwas Kupfersulfat. Weiter fügt man 50 ccm Phosphorschwefelsäure hinzu und beginnt das Gemisch langsam zu erhitzen, welches dann so lange fortgesetzt wird, bis der Inhalt des Kolbens ganz weiß geworden ist Der in dem Boden vorhandene Stickstoff ist dann vollkommen in Ammoniak übergeführt, welcher nun bestimmt werden muß. Zu diesem Zweck setzt man 300 ccm schwefelkaliumhaltiger Natronlauge hinzu und destilliert das Ammoniak in $^1/_{10}$ n. Schwefelsäure über. Die überschüssige Säure wird mit Barrytwasser zurücktitriert. Bei Anwendung von Methylrot als Indikator empfiehlt es sich, vor dem Titrieren die gelöste Kohlensäure durch Aufkochen zu vertreiben. Wegen der Inhomogenität des Bodens ist gründlichste Mischung des Materials bei solchen Versuchen notwendig und außerdem die Anstellung von 6 Parallelbestimmungen. Trotzdem schwanken die Resultate bei den einzelnen Versuchen um 2—3 mg Stickstoff pro 100 g trockenen Boden. Man wird bei solchen Versuchen finden, daß der mit Zucker gedüngte Teller gegenüber dem Kontrollteller ohne Zucker an Stickstoff zugenommen hat, und wenn der Versuch gut gelungen ist, beträgt dieser Stickstoffzuwachs, der auf Assimilation von freiem Luftstickstoff durch Azotobacter zurückzuführen ist, pro Gramm verbrauchten Zuckers 10 mg N. In derselben Weise kann man auch Düngungen von größeren Mengen Ackerboden mit Zucker ausführen und dann in solchem Boden die erfolgte Assimilation des Stickstoffs der Luft durch Pflanzenkulturen nachweisen. Man wird finden, daß zunächst eine Stickstoffanreicherung des Bodens infolge der Zuckerdüngung eintritt, wie dies bei den eben erwähnten Tellerversuchen beschrieben wurde, und dann der mit Zucker gedüngte Boden einen höheren Gehalt an Nitrat zeigt, als nicht mit Zucker gedüngter Vergleichsboden, weil durch Fäulnis der Azotobacterzellen, die infolge der Zuckerdüngung sich vermehrt hatten und die ihr Körpereiweiß mit Hilfe des Luftstickstoffes aufgebaut hatten, Ammoniak und dann Nitrat im Boden entstand. Infolgedessen entwickeln sich die eingesäten Pflanzen in dem mit Zucker gedüngten Boden erheblich besser, als in dem Vergleichsboden. Notwendig ist bei solchen Versuchen nur, daß man die mit Zucker gedüngten Böden bei etwa 20—25° hält, und daß man einige Monate verstreichen läßt, bis man nach der Zuckerdüngung Pflanzen einsät.

Will man die andere wichtige Stickstoff assimilierende Bakterienform, die im Boden vorzukommen pflegt, B. Amylobacter = Clostridium Pastorianum, kultivieren, so verwendet man nach Winogradsky[1]) auf das Liter ammoniakfreies destilliertes Wasser 20 g Dextrose, 1 g Kaliumphosphat, 0,2 g Magnesiumsulfat und je sehr geringe Mengen $NaCl$, $FeSO_4$, $MnSO_4$ und frisch gewaschene Kreide im Überschuß zur Bindung der entstehenden Buttersäure. Die Morphologie und Reinkultur dieser Formen wurde oben schon beschrieben (Nr. 15 u. 17).

---

[1]) Zbl. f. Bakt., Abt. II, Bd. 9, S. 49.

34. Knöllchen der Leguminosen.

Die in Symbiose mit Leguminosen Stickstoff assimilierenden Bakterien leben in Knöllchen, die an den Wurzeln der Leguminosen ausgebildet werden. Um Insertion und Bau dieser Knöllchen zu verstehen, macht man zunächst Querschnitte durch eine junge Wurzel einer Erbse an einer Stelle, wo kein Knöllchen sichtbar ist. Zu diesem Zweck legt man die Wurzel zwischen zwei Holundermarkstücke, faßt das Ganze mit der linken Hand und schneidet mit dem scharfen Rasiermesser Querschnitte der Wurzel, legt diese in einem Tropfen Wasser unter das Deckglas und studiert den Bau des Querschnitts mit mittlerer Vergrößerung. Man bemerkt dann im Zentrum des Wurzelquerschnitts das Gefäßbündelsystem der Wurzel in Form von radial gestellten Reihen von dickwandigen Ringen, den Querschnitten der Gefäße. Zwischen diesen Gefäßplatten liegen dann die zartwandigen und kleinzelligen Siebteile. Das ganze Gefäßbündelsystem ist von einer Schutzscheide umgeben, d. h. einer ringförmigen, einschichtigen Zellage, deren Zellwände auf der Seite nach dem Mittelpunkt der Wurzel hin verdickt sind. Nun wählt man ein Wurzelstück von einer Erbse, welches Knöllchen trägt und legt dieses ebenfalls wieder in Holundermark und macht nun mit dem Rasiermesser Schnitte, welche das Knöllchen längs und die tragende Wurzel quer treffen. Dann legt man die Schnitte in einen Tropfen Chloralhydratlösung (5 zu 2 Teilen Wasser), das bekannte Aufhellungsmittel, um den Schnitt durchsichtig zu machen. Man bemerkt dann, daß das Knöllchen mit seiner Basis aufsitzt auf dem eben beschriebenen Gefäßbündelzylinder der Wurzel, also auf der Schutzscheide, und die Wurzelrinde durchbricht. Im Inneren des Knöllchens sieht man ein Gewebe mit trübem Inhalt, in welchem viele feine Körperchen sichtbar sind, das ist das sogenannte Bakteroidengewebe, in dem die Stickstoff assimilierenden Bakterien enthalten sind. Dieses Bakteroidengewebe ist von einer mehrschichtigen Rinde umgeben, deren Zellen durch wasserhellen, klaren Inhalt ausgezeichnet sind. Die Zellen ganz an der Oberfläche der Rinde haben dünne Wände, die aber scharf gezeichnet erscheinen und sich in Schwefelsäure nicht lösen, sie sind verkorkt. In der beschriebenen Rinde des Knöllchens verlaufen, von dem Gefäßbündelsystem der Wurzel ausstrahlend, zarte Gefäßbündel, bestehend aus spiralig verdickten Tracheïden, die die Zu- und Ableitung der Nährstoffe zum Bakteroidengewebe besorgen. Die Zellen des Bakteroidengewebes zeigen einen wandständigen trüben Inhalt. Ist die Aufhellung weit genug vorgeschritten, bemerkt man in manchen Zellen hyalin aussehende Schleimstränge, die Verzweigungen des Infektionsfadens, durch welchen ursprünglich die Stickstoff assimilierenden Bakterien aus dem Boden in die Leguminosenwurzelhaare einwanderten. Diese Schleimstränge sitzen der Zellwand mit verbreiterter Basis auf, dergestalt, daß diese Verbreiterungen in zwei benachbarten Zellen korrespondieren. Nach dem Innern der Zellen zu ist der Schleimstrang dann spitz ausgezogen, außerdem bemerkt man manchmal eine blasenförmige Auftreibung. Alle diese Untersuchungen des Knöllchens werden zunächst mit schwacher oder höchstens mittlerer Vergrößerung ausgeführt, um die Übersicht über den Bau des Knöllchens zu erleichtern. Will man die Stickstoff assimilierenden Bakterien aus dem Knöllchen untersuchen, so zerdrückt man am besten ein Knöllchen von einer frischen Leguminosenwurzel in einem Tröpfchen Wasser, untersucht mit starker Vergrößerung diese trübe Flüssigkeit und bemerkt dann zahlreiche Bakterien, aber von der gewöhnlichen Stäbchenform der Bakterien abweichende H förmige, birnenförmige und dergl. Formen, die sogenannten Bakteroiden.

Will man die Entstehung der Knöllchen verfolgen, so sät man Erbsen in Acker- oder Gartenboden in Töpfe und läßt den oberirdischen Teil der Pflanze ungefähr 20 cm hoch werden, stülpt dann den Topf um und wäscht die Wurzeln vorsichtig in fließendem Wasser aus. Man wird dann an der Hauptwurzel der Erbse in ihrem älteren Teil zahlreiche wohlausgebildete Knöllchen bemerken und zerlegt dann den Teil der Wurzel, der zwischen dem letzten deutlich sichtbaren Knöllchen und der Spitze der Wurzel liegt, in der eben beschriebenen Weise mit dem Rasiermesser in feine Querschnitte, hellt diese wiederum mit Chloralhydrat auf und untersucht mit mittlerer Vergrößerung. Man bemerkt dann junge Knöllchen, die auf der Schutzscheide entstanden sind, aber die Wurzelrinde noch nicht nach außen durchbrochen haben, als Gruppen von Zellen mit dichtem Inhalt. In dem Wurzelrindenteil, der über diesen Knöllchenanlagen liegt und noch nicht durchbrochen wurde, findet man dann manchmal einen oder mehrere hellglänzende Schleimstränge, die die Wurzelrindenzellen in gleichmäßiger Dicke durchqueren und in die Knöllchenanlage einmünden. Geht man nun zu immer jüngeren Knöllchenanlagen, die weiter nach der Spitze zu liegen, über, so wird man in günstigen Präparaten auch einmal eine Stelle finden, wo diese Schleimstränge bis in ein Wurzelhaar, welches der Wurzelrinde aufsitzt, zu verfolgen sind und andererseits in mehreren Verzweigungen die Wurzelrinde durchbohren, bis sie schließlich in deren tiefsten Schichten dicht vor der Endodermis oder Schutzscheide enden. Diese Schleimstränge sind Röhrchen mit einer Wand aus Zellulose, in denen die Stickstoff assimilierenden Knöllchenbakterien aus dem Boden bis in die der Schutzscheide benachbarten Wurzelrindenzellen geleitet werden. Dann treten sie aus diesem Rohr in die beschriebenen Rindenzellen über und veranlassen diese, sich reichlich mit Plasma zu füllen, und erneut in Teilung einzutreten. Diese Zellenneubildung ist der Anfang der Knöllchenbildung.

Will man die Abhängigkeit der Knöllchenbildung von der Bakterieneinwanderung aus dem Boden zeigen, so sät man sterilisierte Erbsen in sterilisierten bakterienfreien Boden aus. Zu diesem Zweck sterilisiert man Boden in Blumentöpfen in strömenden Dampf, den man so lange einwirken läßt, bis auch die Mitte der Blumentöpfefüllung nahezu 100° erreicht hat, was mit Hilfe eines eingesteckten Maximalthermometers festgestellt wird. Dazu ist je nach dem Durchmesser des Blumentopfs verschieden lange, aber jedenfalls mehrstündige Einwirkung von strömendem Dampf notwendig. Zum Schutz gegen neue Infektion wird der Boden dabei mit einer Watteschicht bedeckt. Dann läßt man den Boden abkühlen und legt nun die sterilisierten Erbsen aus. Man taucht diese in 50%igen Alkohol, um sie oberflächlich zu sterilisieren und entfernt die letzten Reste von Alkohol von den mit einer sterilisierten Pinzette aus dem Alkohol genommenen Erbsen durch Abbrennen. Dann macht man in die Wattebedeckung auf den sterilisierten Blumentöpfen mit einem sterilisierten Werkzeug eine Anzahl von Öffnungen und führt durch diese in den sterilisierten Boden je eine sterilisierte Erbse mit der Pinzette ein, hält die Kulturen dann bei hoher Zimmertemperatur und gießt sie gelegentlich mit sterilem Wasser unter Aufhebung der Wattebedeckung. Nach einiger Zeit werden die Erbsen keimen, den Stengel läßt man dann durch eine Öffnung in der Wattebedeckung hindurchwachsen. Sobald die Stengel dann wieder etwa 20 cm hoch geworden sind, stülpt man den Topf um, wäscht die Wurzeln in fließendem Wasser und wird dann Abwesenheit von Knöllchen an den Wurzeln infolge des Mangels von Knöllchenbakterien in dem sterilisierten Boden bemerken. Derartige steril erzogene knöllchenfreie Erbsen kann man andererseits mit Knöllchenbakterien in Reinkulturen impfen und damit Knöllchenbildung konstatieren. Für diesen Zweck und zur Impfung der Leguminosen im großen sind Knöllchenbakterienreinkulturen im Handel und zu beziehen entweder unter dem Namen Azotogen

von Humann & Teisler in Dohna, Bezirk Dresden, oder unter
dem Namen Nitragin von den Agrikulturwerken Dr. Kühn in
Grunewald bei Berlin.

Man kann auch selbst Bakterien in Reinkultur gewinnen.
Man sterilisiert zu dem Zweck ein Knöllchen äußerlich mit
50%igem Alkohol, spült es mit sterilem Wasser ab, legt es auf
eine Glasplatte, die man durch Durchziehen durch die Flamme
sterilisiert hat, schneidet es mit sterilisiertem Messer auf und
taucht in das Innere des Knöllchens eine sterilisierte Platinnadel ein. Mit dieser Nadel impft man dann einen passenden
Nährboden und gießt in gewöhnlicher Weise Platten zum Zweck
der Reinkultur. Die Rezepte für die zu verwendenden Nährböden sind im Anhang angegeben. Mit den so gewonnenen
Reinkulturen oder mit Nitragin oder Azotogen impft man dann
Wurzeln von Keimpflanzen, die man in der oben beschriebenen
Weise steril erzogen hat. Es ist ratsam, dazu immer dieselbe
Leguminosenart zu nehmen, aus der die zu prüfenden Reinkulturen stammen. Die zu verwendenden Wurzeln zieht man
in der oben beschriebenen Weise aus sterilisiertem Samen in
sterilisiertem Boden, läßt sie 5 cm lang werden und taucht sie
dann in eine Aufschwemmung der zu prüfenden Reinkultur in
sterilem Wasser ein, dann pflanzt man die Keimpflanzen vorsichtig in einen Blumentopf in sterilisierter Erde und läßt sie
wachsen. Wenn die Stengel ungefähr 10—15 cm hoch geworden
sind, kehrt man den Topf um und wäscht die Wurzeln von
Erde sauber und wird dann den geimpften Wurzelbezirk dicht
mit Knöllchen besetzt finden, wenn die verwendeten Reinkulturen solche von Knöllchenbakterien waren. Auf diese Weise
muß man die selbst rein kultivierten Bakterien stets darauf
prüfen, ob es Knöllchenbakterien sind. Die Aufbewahrung der
geprüften Reinkulturen geschieht am besten in steriler Erde.
Natürlich muß man die beschriebenen sterilen Leguminosen-
kulturen, die man mit Knöllchenbakterienreinkulturen geimpft
hat, mit sterilem Wasser gießen. Den Nachweis, daß die Knöllchen auf Bakterieninfektion zurückzuführen sind, kann man
ohne Sterilisation des Bodens und der Samen bequemer in der
Weise führen, daß man Samen der japanischen Sojabohne in
unsterilisiertem Boden aussät. Diese Pflanze bekommt in unserem Boden von selbst gewöhnlich keine Knöllchen. Impft
man aber in der beschrieben Weise junge Keimwurzeln der
Sojabohne mit Reinkulturen der Sojaknöllchenbakterien, die
man von einer der genannten Firmen bezogen hat, so bildet
die Sojabohne stattliche Knöllchen, und man kann auf diese

Weise sehr einfach beweisen, daß zur Ausbildung der Knöllchen Gegenwart bestimmter Bakterien notwendig ist.

Um zu beweisen, daß die Stickstoffbindung der Leguminosen von der Gegenwart von Knöllchen abhängt, kultiviert man z. B. Erbsen in möglichst nährstoffreiem, sterilisierten Sand, den man nicht mit Stickstoff, sondern nur mit phosphorsaurem Kali düngt, indem man z. B. die Kulturen mit einer Nährlösung gießt, aus welcher man den Stickstoff weggelassen hat. Dann impft man die Wurzeln einiger Töpfe mit Knöllchenbakterienreinkulturen oder mit dem Saft aus zerdrückten Knöllchen der Erbsen und verschafft sich auf diese Weise einige Töpfe mit knöllchentragenden Pflanzen und einige, in denen die Pflanzen von Knöllchen frei bleiben. Man wird bald bemerken, daß die ungeimpften, knöllchenfreien Pflanzen, weil ihnen der Sandboden keinen oder nur wenig Stickstoff bietet, und weil ihnen der Vorrat an ungebundenem Stickstoff der Atmosphäre infolge Abwesenheit von Knöllchen verschlossen ist, klein und kümmerlich bleiben, während die geimpften, knöllchentragenden Vergleichspflanzen sich auf Kosten des Luftstickstoffs normal entwickeln.

35. Erlenknöllchen.

An Erlenwurzeln findet man reich verzweigte, bis walnußgroße Knöllchen, in denen man pilzfadenähnliche Einschlüsse mit blasigen Auftreibungen bemerkt, die wohl dem knöllchenerregenden Organismus zugehören. Näheres ist über seine Natur nicht bekannt. Die körnchenführenden Blasen erklärte man früher für Sporangien, jetzt hält sie Lieske für Involutionsformen eines Strahlenpilzes.

36. Schwefelbakterien.

a) Bildung von Schwefelwasserstoff durch Reduktion von Sulfaten.

Nach van Delden[1]) nimmt man auf 100 ccm Leitungswasser

$$0,5 \text{ g } K_2HPO_4$$
$$1 \quad \text{„ } MgSO_4$$
$$1 \quad \text{„ Asparagin oder Pepton}$$
$$5 \quad \text{„ Natrium lacticum,}$$

füllt mit diesem Gemisch einen kleinen Erlenmeyerkolben nahe-

---

[1]) Zbl. f. Bakt. II., Bd. 11.

zu vollständig und bringt 5 g gemahlenen Gips und etwas Mohrsches Salz dazu, impft das Gemisch mit etwas Schlamm und verschließt die Flasche mit einem Stopfen. Man beobachtet nach einiger Zeit, daß die ganze Flüssigkeit schwarz wird, weil Bakterien aus dem Gips durch Reduktion Schwefelwasserstoff bilden und dieser Schwefelwasserstoff mit dem Mohrschen Salz reagiert. Untersucht man zu wiederholten Malen die Flüssigkeit mikroskopisch, so wird man zu gegebener Zeit sehr kleine Spirillen, das Spirillum desulfuricans bemerken, welche den beschriebenen Vorgang auslösen. Aus einer solchen Kultur kann man dann auch Reinkulturen herstellen, indem man eine von Rank angegebene Nährgelatine benutzt. Das Rezept derselben ist:

$$\text{auf } 1000 \text{ ccm Leitungswasser}$$
$$2 \quad \text{g } (NH_4)_2SO_4$$
$$5 \quad \text{„ Natrium lacticum}$$
$$0{,}5 \text{ „ } K_2HPO_4$$
$$\text{eine Spur Ferrosulfat}$$
$$100 \text{ g Gelatine.}$$

Füllt man dieses Gemisch in Reagenzgläser und impft nach dem Sterilisieren aus einer gut gelungenen Gipsreduktionskultur der beschriebenen Art, so wird man Kolonien entstehen sehen, in deren Umgebung ein schwarzer Hof entsteht, weil durch Reduktion des Sulfats Schwefelwasserstoff entstand, der mit dem Mohrschen Salz reagiert. Auf diese Weise entsteht durch Bakterien in der Natur Schwefelwasserstoff aus Sulfaten, außerdem bildet sich Schwefelwasserstoff durch Bakterien bei der Fäulnis der Eiweißkörper.

b) Oxydation von Schwefelwasserstoff.

Der so entstandene Schwefelwasserstoff wird durch Bakterien wieder oxydiert, die im Schlamm von Schwefelwasserstoff haltigen Wässern vorkommen. Um diese zu züchten, versetzt man in Anlehnung an den oben beschriebenen Sulfatreduktionsversuch Schlamm aus einem Sumpf oder einem Straßenkanal mit Gips, bedeckt den Schlamm in Höhe von einigen Zentimetern mit Wasser und läßt einige Wochen stehen. Untersucht man dann die Oberfläche des Schlamms mikroskopisch, so bemerkt man oft ziemlich große Fadenbakterien, die mit glänzend schwarzen Tropfen oder Kügelchen, vollgefüllt sind. Diese Tropfen sind Schwefel, der durch Oxydation des Schwefelwasserstoffs entstand und im Innern der Zellen dieser Bakterien abgelagert wurde. Die Natur dieser Schwefeleinschlüsse kann man untersuchen, indem man sie mit Lösungsmitteln für Schwefel, wie z. B. Schwefelkohlenstoff, herauslöst. Nach Corsini[1]) kann man für diesen Zweck auch Essigsäure verwenden und beobachtet dann, daß der aus den Bakterien heraustretende Schwefel sich außerhalb der Zellen in Form von rhomboiden Plättchen wieder ausscheidet. Die beschriebenen Schwefelbakterien umfassen sehr verschiedene Arten: 1. Beggiatoa sind Fadenbakterien, die in sehr verschiedener Dicke auftreten, und die eine eigentümliche langsame Bewegung zeigen. Ein Ende des Fadens schlägt gelegentlich nach der einen oder anderen Seite hin und her. Ähnlich sieht die Gattung Thiothrix aus, bei welcher die Fäden an einem Ende ein Gallertpolsterchen tragen, womit sie an irgendeinem festen Gegenstand angeheftet sind. Das andere Ende ragt frei in die Flüssigkeit hinein und führt ebenfalls hin und her schlagende Bewegung aus. Dieses freie Ende des Fadens zerfällt in stäbchenförmige Konidien, die sich lostrennen. Es gibt auch sehr große Schwefel führende Spirillen, die zu dieser Gruppe gehören, besonders berühmt ist das sehr große Thiospirillum jenense, welches man schon mit mittlerer Vergrößerung beobachten kann und dessen Kultivierung Buder[2]) beschrieben hat. Eine weithalsige Pulverflasche von $^1/_2 - ^3/_4$ l Inhalt füllt man zur Hälfte mit zerkleinerten Rhizomen, Gips und Schlick und dann bis an den Rand mit Wasser. Sind nun nach etwa einer Woche Schwärmer aufgetreten, so versenkt man die ganze Flasche in einen geräumigen Standzylinder von einigen Litern Inhalt und füllt diesen so weit, daß der Wasserspiegel 10 bis 20 cm über der Mündung der Flasche liegt. Die Zylinderöffnung wird mit einer Glasplatte bedeckt und das Ganze an ein Nordfenster gestellt. In der Flaschenmündung sammeln sich nun Chromatien, Thiospirillen und andere Schwefelbakterien und füllen den Flaschenhals mit einer zarten roten Wolke, die sich mehrere Monate halten kann.

Läßt man in der beschriebenen Weise hergestellte Schlammkulturen der Schwefelbakterien monatelang am Licht stehen, so beobachtet man an der Glaswand häufig Kolonien von pfirsichblütroten Bakterien, die ebenfalls Schwefel einlagern, also zu der in Rede stehenden Gruppe der Schwefelbakterien gehören. Auch die Gruppe der pfirsichblütroten Schwefelbakterien ist sehr vielgestaltig und umschließt viele Arten. Alle diese Schwefel einlagernden Bakterien oxydieren diesen Schwefel weiter zu Schwefelsäure, wenn es ihnen an Schwefelwasserstoff mangelt,

---

[1]) Zbl. f. Bakt. II., Bd. 14.   [2]) Jb. f. wiss. Bot., Bd. 56.

man sieht dann die Bakterien schwefelfrei werden. Eine sehr reiche Flora solcher Schwefelbakterien soll im Schlamm der Meeresküste vorkommen. So findet sich z. B. Beggiatoa mirabilis, eine riesenhafte 16 μ dicke Fadenform, im Schlamm des Kieler Hafens. Die beschriebene Einlagerung von Schwefel ist im allgemeinen nur den Schwefelbakterien möglich. Jedoch ist nach Raciborski[1]) auch Aspergillus niger dazu imstande, wenn die gebotene Nahrlösung Natriumthiosulfat 20 g neben 50 g Rohrzucker, 10 g Ammonphosphat, 2 g Magnesiumchlorid im Liter Wasser enthält.

37. Eisenbakterien.

Bakterien, welche Eisenoxydul zu Eisenoxyd oxydieren und ihre Scheiden durch Eiseneinlagerung gelbbraun färben, finden sich als rostbraune Anhäufungen manchmal in Gräben, Teichen und Wasserleitungen. Aus Wasserproben kann man sie herauskultivieren, wenn man dem Wasser nach Molisch[2]) 0,05 % Eisenammonzitrat zusetzt. Man findet dann oft sehr stattliche Fadenformen.

38. Pektingärung.

Pektinverbindungen bilden in Pflanzen als Mittellamelle die Wandverbindung benachbarter Parenchymzellen. Durch Pektinvergärende Bakterien wird daher der Zellverband gelöst. Wir demonstrieren dies an der Flachsröste. Der Leinstengel besitzt im Innern einen Holzzylinder, umgeben von einer vorwiegend parenchymatischen Rinde, in der die wertvollen Leinenfasern liegen. Stellt man in einen hohen mit Wasser gefüllten Zylinder einige Leinstengel, so daß sie fast ganz von Wasser bedeckt sind und impft das Wasser mit etwas Erde, so zerfällt bald die Rinde infolge von Pektingärung, und es werden silberweiße elastische lange Leinenfasern und außerdem der von der Rinde umgebene Holzzylinder als ein Stäbchen frei.

39. Zellulosegärung.

Zellulose wird von Bakterien mit und ohne Luftzutritt vergoren und außerdem von vielen Schimmelpilzen bei Luftzutritt zersetzt.

Die anaerobiotischen, zellulosevergärenden Bakterien kultiviert man in einer Lösung nach folgendem Rezept (Omelianski):

---

[1]) Anz. d. Krakauer Akad. d. Wiss., Math.-naturw. Kl. 1905.
[2]) Eisenbakterien.

1   g phosphorsaures Kali
0,5 „ schwefelsaure Magnesia
1   „ schwefelsaures oder phosphorsaures Ammonium
Spur Kochsalz
1 Liter destilliertes Wasser
Filtrierpapier in Streifen
Kreide im Überschuß.

Mit diesem Gemisch füllt man eine Flasche bis zum Stopfen, impft mit frischem Pferdemist oder Flußschlamm und hält bei 35°. Durch die Gärung verliert das Papier an Festigkeit und verwandelt sich in einen Brei oder wird von zahlreichen Löchern durchsetzt. Unter den beschriebenen Bedingungen stellt sich eine Wasserstoff- und eine Methangärung der Zellulose ein. Erstere wird von dünnen, nur $0,5\ \mu$ breiten, $4\text{—}8\ \mu$ langen, später längeren Stäbchen hervorgerufen, die an einem Ende kugelig aufschwellen und in dieser Auftreibung eine kugelige Spore bilden, deren Durchmesser $1,5\ \mu$ beträgt. Die Erreger der Methangärung sind ähnlich, nur dünner und oft sichelförmig gekrümmt.

Um die Bakterien zu kultivieren, welche Zellulose bei Luftzutritt angreifen, verwendet man folgendes Rezept nach van Iterson:

100   g Leitungswasser
2   „ Filtrierpapier in Streifen
0,1   „ NH_4Cl
0,05 „ K_2HPO_4
2   „ Kreide.

Man hält das Gemisch in Schichten von $0,5-1$ cm Höhe bei $28\text{—}35°$ nach Impfung mit Erde oder frischem Pferdemist. Das Papier bekommt an der Oberfläche gelbe Flecken und verwandelt sich in einen Brei. Man untersuche diesen mikroskopisch und vergleiche die in ihm enthaltenen Faserreste mit frischen unzersetzten Filtrierpapierfasern. Man wird erkennen, daß die Fasern durch Bakterienwirkung substanzärmer werden und in Fibrillen zerfallen.

Bedeutend schneller verläuft die Zellulosevergärung mit und ohne Luftzutritt durch thermophile Bakterien bei $55\text{—}60°$. Zu empfehlen ist bei solchen Kulturen eine organische Stickstoffquelle, z. B. Asparagin. Näheres bei Pringsheim[1]) und Kroulik[2]).

---

[1]) Zschr. f. physiol. Chemie, Bd. 78.   [2]) Zbl. f. Bakt., II. Bd. 36.

Enzymversuche.

Zunächst sei hier als Beispiel einer Enzymdarstellung im großen ein Bericht des Herrn Brauereidiréktor Dr. Naumann über eine von ihm im Landwirtschaftlich-bakteriologischen Institut zu Göttingen ausgeführte Malzbereitung wiedergegeben, um zu zeigen, auf welche Nebenumstände, die dem Fernerstehenden unwichtig zu sein scheinen, in solchen Fällen geachtet werden muß.

40. Herstellung von Malz.

A. Weichen. Gerste: Futtergerste, gewachsen auf dem Versuchsfeld des Landwirtschaftlich-bakteriologischen Instituts.

B. Keimen. Gewicht: 5 kg.

C. Darren. Schwimmgerste: 0,297 kg.

	Weichzeit Stunden	
A. Eingeweicht den 22. VI. 1917, mittags 12 Uhr. Gründlich gewaschen bei mehrmaligem Wasserwechsel. Absetzenlassen und um 1 Uhr Schwimmgerste abnehmen. Diese wird an der Luft getrocknet und dann gewogen. Nachm. um 3 Uhr Wasser ablassen und frisches Wasser geben. Weichgut bleibt unter Wasser bis	3	
23. VI. vorm. 8 Uhr. Wasser ablassen und frisches darauf geben, dieses wird sofort wieder entfernt. Weichgut bleibt ohne Wasser stehen bis abends 6 Uhr. Frisches Wasser geben. Weichgut bleibt unter Wasser bis	17	10
24. VI. vorm. 10 Uhr. Wasser abgießen. Weichgut ohne Wasser bis abends 6 Uhr. Dann wird es wieder unter Wasser gesetzt bis	16	8
25. VI. vorm. 8 Uhr. Wasser abgießen und durch ein Tuch abtropfen lassen bis Mittags 12 Uhr.		4
	50	22

Gesamtweichzeit 72 Stunden.

Temperaturen C.

Datum	Weichgut	Weichwasser	Raum
22. VI.	16°	12°	16°
23. VI.	16°	12°	16°
24. VI.	16°	12°	16°
25. VI.	16°		16°

		Temperatur °	
		Raum	Keim-gut
B. 1. Tag. **25. VI.** nachm. 3 Uhr. Das Weichgut wird in zwei Kisten dünn (2 cm hoch) ausgebreitet und durch Wenden gelüftet um 4 und 6 Uhr. Vereinzelte spitzende Körner.		16	16
2. Tag. **26. VI.** morg. 9 Uhr. Das Keimgut „spitzt". Vereinzelt „gabelt" es schon. Es wird durchgearbeitet und gelüftet. Die Oberfläche der Körner ist leicht abgetrocknet. Das Keimgut wird zu Haufen zusammengesetzt (25 cm) und zwecks Vermeidung des Austrocknens mit nassen Tüchern (diese wieder gut ausringen) zugedeckt. Bis nachm. um 3 Uhr Temperatursteigerung. Das Keimgut wird gewendet, gelüftet und mit den Tüchern wieder zugedeckt.		16	18
3. Tag. **27. VI.** vorm. 9 Uhr. Gute Entwicklung. Keimgut steht im Stadium des „Jungstückes". Wesentliche Temperatursteigerung. Es tritt Bildung von Schweiß unter der oberen Schicht ein. Das Jungstück wird gut durchgearbeitet, gelüftet, wieder zu einem Haufen von 25 cm zusammengesetzt und mit den feuchten Tüchern zugedeckt. Nachm. 3 Uhr Temperatur		16	23
steigt noch		16	24
Wenden, Lüften, Zudecken. Jungstück bleibt nun 24 Std. ruhig liegen zwecks „Greifens".			

	Temperatur °	
	Raum	Keim-gut
4. Tag. **28. VI.** nachm. 3 Uhr. Das Keimgut hat gut gegriffen (d. h. die Wurzeln sind in-einander gewachsen). Es wird gut klar gemacht, gelüftet, gewendet und mit den feuchten Tüchern wieder zugedeckt. Bleibt ruhig 24 Stunden liegen bis	15	23
5. Tag. **29. VI.** nachm. 3 Uhr. Keimgut hat ge-griffen, wird klar gemacht, gelüftet und gewendet, dann wieder auf 25 cm zu-sammengesetzt und mit feuchten Tüchern zugedeckt. Temp.	15	23
Bleibt wiederum 24 Stunden liegen bis **6. Tag.** **30. VI.** nachm. 3 Uhr. Keimgut, welches nunmehr von diesem Stadium ab „Alt-stück" bezeichnet wird, hat annähernd die richtige Wurzelkeim- ($1^1/_2$) und Blatt-keimlänge ($^3/_4$ des Kornes). Temperatur	15	22
Das Keimgut wird gut klar gemacht, ge-wendet und gelüftet und in 8 cm Höhe ausgebreitet. Angestrebt wird vermin-dertes Wachstum. Enzymtätigkeit im Korn schreitet aber fort. Zudecken mit **7. Tag.** feuchten Tüchern und 48 Std. liegen lassen bis		
8. Tag. **2. VII.** nachm. 3 Uhr. Temperaturfall auf proportional der Wachstumsenergie. Die Auflösung ist als gut zu bezeichnen. Von jetzt ab wird das Keimgut als „Grün-malz" bezeichnet. Es wird auf einer großen Platte in ganz dünner Schicht zwecks Schwelkens an der Luft ausge-breitet und während dieser Zeit öfter luftig gewendet. 24 Std. bis	15	19
9. Tag. **3. VII.** nachm. 3 Uhr.		

C. **3. VII.** nachm. 3 Uhr. Einbringen in den Trockenschrank, der bereits vorher angeheizt ward. Öfter wenden. Temperatur soll nicht über 45° C steigen. Regulierung durch Luftabzugs-

öffnungen, kleine Schieber und Öffnen der Trockenschrank-
türen in entsprechender Weise. Feuerung für den Trockenschrank geht über Nacht aus.

4. VII. Nach Anheizen des Trockenschrankes wird die Temperatur ganz allmählich gesteigert (die Steigerung soll per
Stunde 5° C betragen) bis auf 80° C. Bei dieser Temperatur
wird mindestens 2—3 Stunden gedarrt. Über Nacht Trockenschrank und alle Öffnungen sorgfältig schließen, damit das
Malz kein Wasser anzieht.

5. VII. Abreiben und Absieben der Malzkeime.

Ergebnis.

Gerste: 5000 g
Schwimmgerste: 297 g = 5,94 %.

Malzgerste:	4703 g	Mälzungsprodukte:
Malzkeime:		217 g = 4,6 %
Malz:		3756 g = 79,9 %
Schwand (Atmung und Verlust):		730 g = 15,5 %
	4703 g	4703 g = 100 %

Diastase.

Als erstes Beispiel zur Demonstration der wichtigsten Eigenschaften der Enzyme wählen wir das stärkeverzuckernde Enzym
des Malzes, die Diastase oder Amylase.

41. Verzuckerung der Stärke im Malz.

25 g Malz, welches durch Schroten grob zerkleinert ist,
wird mit 100 ccm Wasser $\frac{1}{4}$ Stunde bei Zimmertemperatur extrahiert, darauf der Extrakt auf einer Nutsche abgesaugt und
mit Fehlingscher Lösung durch Titration in der oben bei den
Gärversuchen beschriebenen Weise der Zuckergehalt, der in dem
Malz schon enthalten ist, bestimmt. (Mit je 5 ccm der beiden
Fehlingschen Lösungen.) Es handelt sich hierbei um Maltose.
Um die Wirkung der in dem Malz enthaltenen Enzyme auf die
Stärke des Malzes festzustellen, wird weiter in dem eben angegebenen Verhältnis Malz mit Wasser versetzt und auf 65°
so lange im Wasserbad gehalten, bis das Ausbleiben der Jodreaktion die vollkommene Hydrolyse der Stärke anzeigt. Dann
wird wiederum der Extrakt auf einer Nutsche von dem Malz
abgesaugt, und nun die durch die angegebene Behandlung neu

gebildete Maltose bestimmt. Zu dem Zweck muß man den
Extrakt zehnfach mit Wasser verdünnen, um auf denjenigen
Zuckergehalt zu kommen, der für titrimetrische Bestimmungen
mit Fehlingscher Lösung notwendig ist. Beispielsweise findet
man im Malz vorgebildet annährend 1% Maltose und nachher,
nachdem man das Malz auf 65° gehalten hat, ungefähr 8%, so
daß ungefähr 7% während des Versuchs neu gebildet sind.

42. Darstellung der Diastase.

Um das Enzym Diastase aus dem Malz zu isolieren. wird
der Malzauszug mit Alkohol gefällt. Man nehme beispielsweise
50 g zerkleinertes Malz und 200 ccm Wasser, lasse das Gemisch
wieder bei Zimmertemperatur 15 Minuten stehen und nutsche
ab, bringe dann zur Anreicherung des Extraktes an Diastase
den abgenutschten Extrakt abermals in derselben Weise mit
50 g Malz zusammen, nutsche wieder ab und fällt nun den
Extrakt mit dem doppeltem Volumen 96%igen Alkohols. Es
scheidet sich eine Trübung in Flocken aus, die sich bald zu-
sammenballt und nun auf einem kleinem Filter gesammelt werden kann. Der Niederschlag besteht aus Diastase und Eiweiß-
stoffen. Zur Trennung dieser beiden Substanzen wird der
Niederschlag auf dem Filter mit wenig Wasser behandelt, worin
die Diastase sich löst, so daß man auf diese Weise eine wäßrige
Diastaselösung erhalten kann. Die verzuckernde Wirkung der
gewonnenen Diastaselösung zeigt man dann, indem man sie mit
einer kleinen Menge 1%iger Lösung von löslicher Stärke zu-
sammenbringt und beobachtet, wie binnen kurzer Zeit die Jodreaktion auf Stärke verschwindet.

43. Gang der Hydrolyse der Stärke durch Diastase.

Bei der Verzuckerung der Stärke durch Diastase entstehen
neben der Maltose verschiedene Dextrine, die sich durch die
Jodfärbung unterscheiden. Um das allmähliche Auftreten dieser
verschiedenen Dextrine zu zeigen, stellt man sich 1%igen Stärkekleister her und andererseits einen schwachen Malzauszug, Beispielsweise zieht man 2,5 g Malz mit 100 ccm Wasser 15 Minuten
lang bei Zimmertemperatur aus und nutscht den Extrakt ab. Bei
weniger gutem Malz muß man eventuell etwas mehr Malz nehmen.
Man bringt in ein Reagenzrohr 10 ccm von diesem Stärkekleister,
in ein zweites 10 ccm der Diastaselösung, erwärmt beide im
Wasserbade auf 40°, gießt dann den Inhalt beider Röhrchen

zusammen und hält das Gemisch nun weiter bei 40°. Nach Ablauf je einer Minute entnimmt man diesem Gemisch 1 ccm, bringt dazu 10 ccm Wasser und einen Tropfen Jodjodkaliumlösung. Zuerst bemerkt man dann eine Blaufärbung der Flüssigkeit, bei erneuten Versuchen mischt sich bald etwas Rot in dieses Blau, so daß die Flüssigkeit mit Jod sich violett färbt. Bald nachher tritt die Blaufärbung bei erneutem Versuch mehr und mehr zurück, und das Rot herrscht vor, bis die Flüssigkeit sich rein weinrot färbt. Bei weiter fortgesetzten Versuchen verschwindet dann auch die Rotfärbung und die Flüssigkeit färbt sich bei Jodzusatz gelbbraun. Auf diese Weise erzielt man eine Farbenskala, die nebeneinander die verschiedenen Stadien der Stärkehydrolyse anzeigt. Die rein blau mit Jod sich färbende Lösung enthält nur unveränderte Stärke, die violette Amylodextrin, die weinrote Erythrodextrin, die gelbbraun sich färbende Achroodextrin.

44. Abhängigkeit der bei der Stärkehydrolyse entstehenden Mengen von Maltose und Dextrin von der Temperatur.

Maltose und Dextrin entstehen nebeneinander bei der Diastasewirkung. Das Mengenverhältnis beider Produkte ist aber je nach der Temperatur, bei der Diastase wirkt, verschieden. Man macht davon in der Bierbrauerei Gebrauch, indem man durch verschiedene Maischtemperaturen eine entweder maltose- oder dextrinreichere Würze erzielt. Im letzteren Fall bekommt man ein vollmundigeres Bier, weil die Dextrine zum Teil unvergärbar sind. Bei Ausführung dieses Versuchs kann man gleichzeitig die Tötungstemperatur des Enzyms Diastase demonstrieren. Man stellt Diastaselösung her, indem man 25 g Malz mit 100 g Wasser 15 Minuten bei Zimmertemperatur auszieht, den Extrakt abnutscht, dreimal je 5 ccm dieses Extraktes in Reagenzröhrchen füllt und dreimal je 50 ccm 1%igen Stärkekleister in kleine Erlenmeyerkolben füllt. Je eine Portion des Kleisters und eine Portion der abgemessenen Diastaselösung werden dann zusammen bei 20, 65 und 80° im Wasserbad erwärmt, und nachdem sie die Versuchstemperatur angenommen haben, wird die Diastaselösung in das Kölbchen zu dem Kleister gegossen. Dann werden die drei Kölbchen bei der angegebenen Versuchstemperatur von 20, 65 und 80° weiter im Wasserbad gehalten, bis die Jodreaktion der Stärke verschwunden ist. Man bemerkt, daß das bei 65° erheblich früher eintritt, als bei

20°, während bei 80° die Blaufäbung der Flüssigkeit bei Jodzusatz dauernd erhalten bleibt. Damit wird demonstriert, daß bei 80° das Enzym bereits zerstört wird, während bei 65°, also einer der Tötungstemperatur naheliegenden Temperatur, das Enzym sehr energisch wirkt und viel schneller als bei 20°. Dann wird durch Titration mit je 10 ccm Fehlingscher Lösung in den bei 20 und 65° verzuckerten Kleisterproben die gebildete Zuckermenge ermittelt. Wir fanden beispielsweise in einem Fall bei 20° ungefähr 0,8 g Maltose in 100 ccm Flüssigkeit, bei 65° ungefähr 0,4 g, also die Hälfte. Erstere Zahl zeigt zugleich, daß bei niederer Temperatur aus 100 g Stärke 80 g Maltose entstehen. Bei solchen Versuchen ist natürlich wiederum der bereits vorgebildete Zucker in der verwendeten Enzymlösung zu bestimmen und abzuziehen.

Die hier dargelegten Verhältnisse hat O'Sullivan durch folgende Formeln ausgedrückt:

Unter 63°

$$C_{18}H_{30}O_{15} + H_2O = C_{12}H_{22}O_{11} + C_6H_{10}O_5$$
$$\text{Maltose} \qquad \text{Dextrin}$$

$64{-}69^{\circ}$

$$2\,C_{18}H_{30}O_{15} + H_2O = C_{12}H_{22}O_{11} + 4\,C_6H_{10}O_5$$

Über 69°

$$9\,C_{18}H_{30}O_{15} + H_2O = C_{12}H_{22}O_{11} + 10\,C_6H_{10}O_5$$

45. Bestimmung der diastatischen Kraft einer Lösung.

Wohlgemuth[1]) hat folgende Methode angegeben, um die diastatische Kraft einer Lösung zahlenmäßig auszudrücken: Die Wirkungskraft einer Diastase enthaltenden Lösung wird angegeben durch eine Zahl, die besagt, wieviel Kubikzentimeter einer 1%igen Stärkelösung durch 1 ccm der betreffenden Enzymlösung in Zucker übergeführt wird.

Ausführung:

Von einer 1%igen Stärkelösung werden je 1 ccm in 7 Reagenzgläser gefüllt und mit steigenden Mengen der Enzymlösung (2,5 g Malz auf 100 g Wasser) versetzt. Sofort nach dem Füllen werden die Gläser in Eiswasser gesetzt und dann sämtliche gleichzeitig in ein Wasserbad von 40° gebracht, wo sie 3 Minuten bleiben. Sie kommen dann wieder gleichzeitig in Eiswasser.

---

[1]) Biochem. Zschr. Bd. 9, S. 1.

Nach Zufügen von Wasser bis ziemlich an den Rand werden
die Gläser mit je einem Tropfen einer $^1/_{10}$ n. Jodlösung versetzt. Das Glas, bei welchem die erste Spur Blaufärbung auftritt, wird als unterste Grenze angenommen. Die Anzahl Kubikzentimeter 1%igen Kleisters, welche durch 1 ccm Enzymlösung
verzuckert werden, stellt die diastatische Kraft D der Enzymlösung dar bei gleichzeitiger Angabe der Zeit und Temperatur,

(z. B. für Röhrchen $5 : D = \dfrac{1}{5} \dfrac{40^0}{3'} = 2,667$).

46. Einfluß der Säurekonzentration auf die Diastasewirkung.

Beispiel: 6 Erlenmeyerkölbchen werden mit je 50 ccm
1%igen Stärkekleisters gefüllt und dazu steigende Mengen
Phosphorsäure gefügt. Die verwendete Phosphorsäure hatte
z. B. ein spez. Gew. von 1,165, war also 27%ig. Von dieser
Säure wird 1 ccm 10fach verdünnt, davon wieder 1 ccm abermals 10fach verdünnt usw. bis zur Verdünnung 1 : 100 000.
Von diesen verschiedenen Verdünnungen erhält jede vorbereitete
Probe von 50 ccm Stärkekleister je 0,5 ccm. Das letzte Kölbchen bekommt 0,5 ccm destilliertes Wasser zum Vergleich. Danach werden die Kölbchen in ein gemeinsames Wasserbad von
55° getan, und sobald sie die Temperatur angenommen haben,
mit je 0,5 ccm der Diastaselösung (2,5 g Malz mit 10 g Wasser)
versetzt. · Die Diastaselösung wurde durch 15 Minuten langes
Extrahieren bei Zimmertemperatur und darauf folgendes Ab-
saugen mit der Nutsche hergestellt. Der Grad der Diastasewirkung wird wie oben mit Jod ermittelt. Man bereitet sich
2 Reihen von je 6 Reagenzgläsern vor von möglichst gleichem
Querschnitt. In jedes tut man 15 ccm Wasser und fügt
1 Tropfen Jodjodkalium hinzu, wodurch das Wasser ganz schwach
gelblich erscheint.

7 Minuten nach Beginn des Versuches erfolgt eine Prüfung.
Es ist nun bereits deutlich ein Unterschied in der Diastasewirkung je nach der zugesetzten Säuremenge zu sehen. Probe 2
ist deutlich weinrot gefärbt, während alle übrigen blau werden.
Bei einer Säurekonzentration von 0,0027% H_3PO_4 ist also
der Abbau der Stärke bereits bis zum Erythrodextrin vorgeschritten, während in allen anderen Proben mit größerer oder
geringerer Säurekonzentration diese Stufe noch nicht erreicht
worden ist.

Eine dritte Probe erfolgt 15 Minuten nach Beginn des

Versuches. Diese zeigt die angedeuteten Verhältnisse noch schöner. Probe 2 färbt sich gelbrot, Probe 3 helllila, Proben 4, 5 und 6 steigend dunkellila, während Probe 1 die ursprüngliche Blaufärbung beibehalten hat. Es ergibt sich also, daß die stärkste Säurekonzentration die Diastase bereits geschädigt hat, während die zehnfach geringere Säurekonzentration die Enzymwirkung bedeutend steigert. Als Optimum der Säurekonzentration ergibt sich also ein Gehalt von 0,0027 % Phosphorsäure, denn die andern angewandten geringeren Konzentrationen zeigen im Vergleich zu reinem Wasser zwar ebenfalls eine Beschleunigung der Diastasewirkung, dieselbe ist aber geringer als die in Probe 2 angewandte Optimalkonzentration.

Tabelle.

		nach 2 Min.	nach 7 Min.	nach 15 Min.
Probe 1	$1 : 1\,000 = 0{,}027 \% H_3PO_4$	blau	blau	blau
„ 2	$1 : 10\,000 = 0{,}0027 \% H_3PO_4$	blau bis lila	weinrot	gelbrot
„ 3	$1 : 100\,000 = 0{,}00027 \% H_3PO_4$	blau	blau	hellila
„ 4	$1 : 1\,000\,000 = 0{,}000027 \% H_3PO_4$	„	„	dunkellila
„ 5	$1 : 10\,000\,000 = 0{,}0000027 \% H_3PO_4$	„	„	tieflila
„ 6	reines H_2O	„	„	„

47. Einwirkung von Diastase auf Stärkekörner.

Um die Korrosion der Stärkekörner durch Diastase zu untersuchen, läßt man Gerste oder andere stärkemehlhaltige Samen keimen und untersucht dann mikroskopisch nach einiger Zeit, bei Gerste etwa dann, wenn die Würzelchen 2 cm lang sind, den Stärkeinhalt des Samens. Man wird dann zahlreiche Körner finden, die wie angefressen aussehen, korrodiert sind. Man bemerkt zahlreiche enge Kanäle, die von außen in die tieferen Schichten des Korns eindringen, und an der Außenfläche des Kornes flachere Vertiefungen.

48. Zymase.

Um das gärungserregende Enzym Zymase zu demonstrieren, wäscht man Preßhefe mit Wasser aus, läßt absetzen, gießt das Wasser ab, trocknet die Hefe bei 25° bis zur Gewichtskonstanz und prüft durch Aussaat einer Probe dieser Hefe auf einer Würze-Gelatineplatte, ob die Zellen ihre Vermehrungsfähigkeit durch das Trocknen verloren haben, also tot sind. Ist dies der

Fall, so macht man mit der getrockneten Hefe einen Gärversuch, indem man in eine mindestens $1/4$ l fassende Flasche 50 ccm 20%ige Zuckerlösung bringt und dazu 10 g Trockenhefe setzt. Man fügt ein paar Tropfen Toluol zu, um Verunreinigungen durch lebende Hefe zu vermeiden, und verschließt den Gärversuch, wie dies im ersten Semester bei den dortigen Versuchen gezeigt wurde, mit einem Gärverschluß. Schon nach einer Stunde bei Zimmertemperatur beobachtet man den Eintritt der Gärung, die so heftig wird, daß die Gärflüssigkeit sehr stark schäumt, deshalb wurde oben empfohlen, eine verhältnismäßig große Flasche für den Versuch zu nehmen. Trockenhefe für solche Versuche kann man auch aus der Fabrik medizinischer Hefe Anton Schroder, München, Landwehrstraße 45 käuflich beziehen.

49. Invertase (Saccharase).

Um die enzymatische Hydrolyse des Rohrzuckers zu studieren, setzt man zu 10 ccm 10%iger Zuckerlösung 0,1—0,5 g Preßhefe und hält 3 Parallelversuche, bei Zimmertemperatur, bei 55^{0} und bei 80^{0}. Man bemerkt bei 55^{0} nach kurzer Zeit bereits eine Inversion des Rohrzuckers, kenntlich daran, daß die Lösung nun Fehlingsche Lösung reduziert. Bei Zimmertemperatur geht der Prozeß erheblich langsamer, bei 80^{0} bleibt er aus, weil bei dieser Temperatur das wirksame Enzym zerstört wird. Dadurch ist zugleich bewiesen, daß hier ein Enzymprozeß vorliegt. Es empfiehlt sich, den Versuch quantitativ zu Ende zu führen und sich zu überzeugen, daß die theoretisch geforderte Menge von Invertzucker entsteht. Bei der Berechnung ist zu bedenken, daß der gebildete Zucker Invertzucker ist, und daß von diesem 4,94 mg notwendig sind, um 1 ccm Fehlingscher Lösung zu reduzieren. Die Gleichung, nach der die Inversion verläuft, ist:

$$C_{12}H_{22}O_{11} + H_2O = C_6H_{12}O_6 + C_6H_{12}O_6$$
$$\text{Rohrzucker} \qquad \text{Dextrose} \quad \text{Lävulose}$$

Um die Wirkung verschiedener Temperaturen, beispielsweise 20^{0} und der Optimaltemperatur von 55^{0} zu vergleichen, ist es ratsam, nach ungefähr 5 Minuten eine Probe aus dem bei 20^{0} und eine aus dem bei 55^{0} gehaltenen Versuch herauszunehmen, durch Aufkochen das Enzym zu zerstören, mit Bleiessig zu klären und die gebildete Invertzuckermenge zu bestimmen. Bei allen diesen Zuckerbestimmungen ist natürlich die Zuckerlösung so zu verdünnen, daß sie annähernd $1/2$ — 1% Invertzucker enthält. Man kann für solche Versuche auch die für die vorstehend beschriebenen Zymaseversuche benutzte Trockenhefe verwenden.

50. Katalase.

Als Katalase wird ein Enzym bezeichnet, welches aus Wasserstoffsuperoxyd Sauerstoff entwickelt, und welches im Organismenreich weit verbreitet ist. Ein gutes Objekt zum Nachweis von Katalase sind z. B. frische Rotkleeblätter. Wenn man diese in ein Reagenzrohr füllt und käufliche 3%ige Wasserstoffsuperoxydlösung darauf gießt, so setzt momentan eine heftige Gasentwicklung ein. Das entwickelte Gas kann in bekannter Weise als Sauerstoff identifiziert werden. Man kann auch ein angeschnittenes Kleeblatt in einen Tropfen Wasserstoffsuperoxydlösung bringen und sieht dann mit Lupe oder Mikroskop heftige Gasblasenentwicklung an der Schnittfläche. Katalase kommt auch in Milch vor und kann dann benutzt werden, um nachzuweisen, ob die Milch gekocht oder sterilisiert war oder nicht. Um diesen Nachweis zu führen, bereitet man sich 1%igen Stärkekleister und setzt zu diesem einige Körnchen in Wasser aufgelöstes Jodkalium. Dann bringt man in ein Reagenzrohr 1 ccm Jodkaliumstärkekleister, fügt dazu 1 ccm Milch und schüttelt um. Dann setzt man einen Tropfen Wasserstoffsuperoxydlösung hinzu, die soweit verdünnt ist, daß sie in 1000 Teilen 6 Teile Wasserstoffsuperoxyd enthält, also ist die käufliche 3%ige Lösung fünffach zu verdünnen. Ist die Milch ungekocht, so färbt sie sich fast momentan tiefblau, weil das Wasserstoffsuperoxyd durch die Katalase der Milch Sauerstoff abgibt, dieser aus Jodkalium Jod freimacht und dieses den zugesetzten Stärkekleister blau färbt. War die Milch gekocht oder sterilisiert, so ist durch die Kochtemperatur das Enzym Katalase zerstört, und Blaufärbung tritt deshalb nicht ein. Es ist ratsam, die angegebenen Verdünnungsvorschriften genau inne zu halten und die Jodkaliumlösung frisch zu bereiten, weil sonst auch ohne Katalase Blaufärbung eintritt. Solche Methoden zum Nachweis der stattgehabten Sterilisation der Milch sind z. B. wertvoll zur Kontrolle der Molkereien, die die Magermilch, welche sie an ihre Milchlieferanten zu Futterzwecken zurückgeben, sterilisieren müssen, um Übertragungen von krankheitserregenden Bakterien zu vermeiden. Man hat in der Molkereitechnik auch Verfahren und Apparate ausgearbeitet, um die Höhe des Katalasegehaltes der Milch zu bestimmen, weil sich gezeigt hat, daß Milch von kranken Tieren katalasereicher ist. Es gibt im Handel besondere Meßapparate, welche die Menge der in Milch vorhandenen Katalase durch die Menge des aus zugesetztem Wasserstoffsuperoxyd abgespaltenen Sauerstoffs zu ermitteln gestatten. Man setzt zu diesem Zweck 15 ccm Milch in ein Wasserbad von 25° und fügt hinzu 5 ccm 1%ige Wasserstoffsuperoxydlösung. Gesunde Milch darf dann während 2 Stunden nicht mehr als $2^{1}/_{2}$ ccm Gas entwickeln, Milch von kranken Tieren entwickelt erheblich mehr.

Viele Bakterien bilden auch Katalase. Man läßt z. B. B. prodigiosum in einer Lösung aus

Pepton	10	g pro	Liter	
Glukose	5	.,	,,	,,
KH_2PO_4	2	,,	,,	,,
Na_2CO_3	2,5	,,	,,	,,
K_2SO_4	0,4	,,	,,	,,

wachsen und bringt dann 2 ccm dieser Kultur in ein Reagenzrohr zu der gleichen Menge käuflichen (3%) Wasserstoffsuperoxyds. Nach kurzer Zeit tritt dann sehr heftiges Schäumen durch Sauerstoffentwicklung auf. Aus der erwähnten Kultur kann man auch die Katalase mit 96%igem Alkohol fällen, den Niederschlag mit Wasser aufnehmen und durch Einwirkung auf Wasserstoffsuperoxyd als Katalase identifizieren. Durch 30 Minuten dauerndes Erwärmen der Prodigiosumkultur auf 70° wird die Katalase zerstört und wirkt nicht mehr auf Wasserstoffsuperoxyd[1]).

51. Jodidoxydase.

Ein von Aspergillus niger produziertes oxydierendes Enzym kann in derselben Weise, wie dies eben bei der Katalase gezeigt wurde, durch Oxydation von Jodkalium eine Blaufärbung von Stärke durch das freigewordene Jod erzeugen und so nachgewiesen werden. Man kultiviert zu diesem Zweck nach Raciborski den Pilz in einer Nährlösung, die enthält:

K_2HPO_4	0,05 %
KCl	0,05 %
$MgSO_4$	0,05 %
Stärke	0,5 %
Rohrzucker 1	%
KJ	1 %
$(NH_4)_2SO_4$	0,5 %

Im Keimungsstadium produziert der Pilz eine Oxydase, welche das Jodkalium oxydiert und deshalb die Stärke in der Nährlösung blau färbt. Wenn der Pilz älter wird, verschwindet die

---

[1]) Jorns, Arch. f. Hyg., Bd. 67, 1908, S. 134.

blaue Farbe wieder. Wenn die Entfärbung wegen vorzeitiges Absterbens des Mycels nicht spontan eintritt, kann man auch zu einigen ccm der blauen Kulturflüssigkeit einige ccm einer gewöhnlichen Zuckerkultur von A. niger ohne Jodkalium setzen. Um zu prüfen, worauf diese Entfärbung beruht, hat man zu untersuchen, ob durch die Wirkung des Pilzes entweder die Stärke zersetzt oder das Jod in eine andere Verbindungsform übergeführt ist. Man setzt deswegen zu der entfärbten Kultur etwas Jodjodkaliumlösung zu, worauf Blaufärbung die Gegenwart von Stärke nachweist oder Rotfärbung die Gegenwart von aus der Stärke entstandenem Erythrodextrin anzeigt. Tritt keine Färbung auf, so setzt man in einer frischen Probe etwas Stärkekleister hinzu. Tritt dann keine Blaufärbung auf, so ist bewiesen, daß kein freies Jod mehr in der Flüssigkeit vorhanden ist. Es fragt sich nun zweitens, was aus dem freien Jod geworden ist. Zu dem Zweck versetzt man eine frische Probe mit etwas Schwefelsäure, Kaliumbichromat und etwas Stärkekleister. Es tritt Blaufärbung auf, wodurch bewiesen wird, daß das vorher freie Jod von dem Pilz nun wieder in Jodkalium übergeführt war. Oder man setzt etwas Natriumnitrit und Essigsäure zu. Blaufärbung zeigt wieder die Gegenwart von Jodkalium an.

52. Tyrosinase, Guajakreaktion.

Manche Oxydasen geben mit Tyrosinlösung rote, dann braune und schwarze Färbung: Tyrosinasereaktion. Alle machen aus Luftsauerstoff Ozon, welches frische 2%ige alkoholische Guajakharzlösung bläut. Man zeigt beide Reaktionen, indem man auf die Schnittfläche einer frischen Kartoffel wässerige Tyrosinlösung oder alkoholische Guajaklösung bringt. Letztere Reaktion wird durch Zusatz von Wasserstoffsuperoxyd erleichtert, weil dann nascierender Sauerstoff zur Verfügung steht.

Gekochte Kartoffeln zeigen die Reaktionen nicht mehr, weil die Enzyme durch das Kochen zerstört sind.

Die Tyrosinasereaktion sollen auch manche Stämme von B. pyocyaneum und B. phosphorescens zeigen[1]).

53. Reduktase.

Von Bakterien produzierte Reduktase kommt in Milch regelmäßig vor und kann benutzt werden, um die Zahl der in der

---

[1]) K. B. Lehmann u. Sano, Arch. f. Hyg., Bd. 67, 1908, S. 99.

Milch vorhandenen Bakterien schätzungsweise zu ermitteln. Die erzielte Genauigkeit genügt für praktische Zwecke, und das Verfahren hat gegenüber dem gewöhnlichen Plattenzählverfahren den Vorteil, daß es sehr schnell Resultate gibt. Die Milchreduktase entfärbt Methylenblau[1]) durch Hydrierung, und man beobachtet die Zeit, in der diese Entfärbung ausgeführt wird und schließt daraus auf die Zahl der vorhandenen Bakterien. Zur Ausführung des Versuches setzt man zu 10 ccm natürlich ungekochter Milch $^1/_2$ ccm verdünntes Methylenblau. Die Verdünnung dieses Farbstoffs ist in der Weise ausgeführt, daß man 5 ccm gesättigter alkoholischer Methylenblaulösung mit Wasser auf 400 ccm verdünnt. Nach Verteilung des Farbstoffs wird die Milch, um den Sauerstoff der Luft abzuschließen, mit einigen ccm flüssigen Paraffins überschichtet und in ein Wasserbad von 38° C gestellt. Man beobachtet die Zeit bis zur Entfärbung.

	Entfärbungszeit etwa:	Bakterienzahl in 1 ccm Milch:
Gute Milch	7 Std.	—60 000
Mittelgute Milch	2—7 „	60 000—2 Mill.
Schlechte Milch	$1^1/_2$ „	2 Mill.—25 Mill.
Sehr schlechte Milch	15 Min.	25 Mill. u. mehr.

Die Zahlen der vorstehenden kleinen Tabelle geben an, auf welche Bakterienzahl die einzelnen Entfärbungszeiten schließen lassen. Bei Praktikumsversuchen dieser Art kann man nebenbei Plattenzählversuche, deren Anlegung oben beschrieben wurde, ausführen und auf diese Weise die Richtigkeit der in obiger Tabelle angegebenen Zahlen kontrollieren.

Die Reduktionswirkung von Bakterien kann auch benutzt werden, um durch Bakterienwachstum verdorbenes Fleisch zu erkennen. Man bringt zu dem Zweck 5 g der zu untersuchenden Fleischprobe in Flaschen von 60 ccm Inhalt, füllt diese ganz mit Nitratlösung, die 3 mg N_2O_5 im Liter enthält, verschließt die Flasche mit einem Stopfen und bewahrt den Versuch bei 37° auf. Ist dann nach 4—6 Stunden mit Diphenylamin kein Nitrat mehr nachzuweisen, weil die vorhandenen Bakterien dasselbe reduziert haben, (vergleiche oben Versuch Nr. 31), so ist das Fleisch als verdorben anzusehen und zum menschlichen Genuß nicht mehr geeignet. Man kann den Versuch auch in der Weise ausführen, daß man durch die auf dem Fleisch sitzenden reduzierenden Bakterien Methylenblau entfärben läßt.

---

[1]) Am besten das Chlorhydrat zu beziehen von Grübler in Leipzig.

Zu dem Zweck bringt man 5 g Fleisch der zu untersuchenden
Probe in eine Flasche von 60 ccm Inhalt, bringt Wasser von
40° hinzu, dem man 1 ccm Methylenblaulösung zusetzt. Die
Methylenblaulösung wird bereitet aus 5 ccm gesättigter alkoholischer Methylenblaulösung und 195 ccm Wasser. Die das
Fleisch enthaltende Flasche füllt man dann ganz mit dem erwähnten Wasser und schließt sie mit einem Stopfen. Wenn
dann der bei 45° aufbewahrte Versuch nach einer Stunde Entfärbung des Methylenblaus durch Reduktion zeigt, so war das
Fleisch so stark bakterienhaltig, daß es zum menschlichen Genuß
untauglich erscheint[1]).

54. Schardinger-Enzym.

In Milch kommt häufig, aber nicht immer, ein Enzym vor,
welches von Schardinger entdeckt wurde und zu einem besonderen Typus der Reduktasen gehört. Es zerlegt Wasser nur,
wenn ein Aldehyd als Sauerstoffakzeptor gegenwärtig ist. Das
Enzym wirkt also auf das System Methylenblau-Aldehyd-Wasser
ebenso als Katalysator, wie dies vom Palladium bekannt ist.
Zur Ausführung des Versuchs fügt man zu 10 ccm Milch 1 ccm
verdünntes Formaldehyd (5 ccm käufliches Formalin und 195 ccm
Wasser) und setzt hinzu 0,5 ccm Methylenblau (Verdünnung:
0,5 ccm gesättigte Lösung mit Wasser auf 20 ccm aufgefüllt).
Das Gemisch wird in ein Wasserbad von 70° gestellt. Wenn
das Enzym in der verwendeten Milchprobe vorhanden ist, tritt
Entfärbung des Methylenblaus durch Hydrierung ein. Nach
Bach kann man das Methylenblau durch Nitrat ersetzen[2]).

55. Eiweiß umwandelnde Enzyme. (Proteasen.)

Als Typus der Eiweiß peptonisierenden Enzyme kann man
Pepsin studieren, welches als Pepsinglyzerin z. B. von Grübler
in Leipzig käuflich zu beziehen ist. 1 ccm dieses Präparates
wird mit 9 ccm Wasser verdünnt und 1 Tropfen konz. Salzsäure
hinzugesetzt, in ein 2. Röhrchen dieselbe Verdünnung des Pep-
singlyzerins ohne Säure gebracht und in ein 3. Röhrchen 10 ccm
Wasser mit 1 Tropfen Salzsäure. Alle drei Röhrchen werden
bei 40° im Wasserbad gehalten und jedem Röhrchen ein wenig

---

[1]) Tillmans, Strohecker u. Schütze, Zschr. f. Unters. d. Nahrgsmittel 42, 65.
[2]) Vergleiche die Versuche über Reduktion, die im 2. Semester ausgeführt werden.

fein verteiltes, in verdünnter Salzsäure gequollenes Blutfibrin,
welches man sich aus dem Blutkuchen leicht selbst herstellen
kann, gebracht. Nach einiger Zeit bemerkt man, daß das Fibrin
in den beiden Pepsinröhrchen allmählich größtenteils als Pepton
in Lösung geht, worauf die Flüssigkeit sich trübt. In dem
Röhrchen mit Pepsin und Salzsäure geht der Prozeß schneller
vor sich. Dadurch wird gezeigt, daß es sich hier um Pepsin
handelt, welches in saurer Lösung besser wirkt. Zum Unterschied davon heißt das peptolytische Enzym, welches in alkalischer Lösung wirkt, Trypsin. Derartige Versuche kann man
auch mit Bakterienkulturen ausführen, welche peptolytische
Enzyme produzieren und dies dadurch anzeigen, daß sie die
Gelatine verflüssigen. Bringt man z. B. in eine Kultur von
Bacterium pyocyaneum Fibrin, so wird das ebenso gelöst, wie
es oben bei dem Versuch mit Pepsin beschrieben wurde. Dabei
ist die Reaktion alkalisch, es handelt sich also hier um ein
Trypsin.

Eine sehr gute, von den Medizinern vorgezogene Methode
zum Nachweis peptolytischer Enzyme gründet sich auf die Verwendung von Ricin. Sie stammt von M. Jacoby und benutzt
einen im Rizinussamen vorkommenden Eiweißkörper, der nicht
zu verwechseln ist mit dem ebenso benannten Toxin. Man
bezieht Ricin nach Jacoby von den chemischen Werken auf
Aktien in Charlottenburg, bringt 2 g dieses Körpers in 50 ccm
3%iger Kochsalzlösung, schüttelt einige Minuten durch, stellt
das Gemisch eine Stunde lang in ein Wasserbad von etwa 40°
und filtriert dann ab. Ein Volumteil des völlig klaren Filtrats
wird mit $^1/_3 - ^1/_2$ Volumteil einer $^1/_{10}$ n. HCl-Lösung versetzt. Es
entsteht dann eine Trübung, die nach einiger Zeit zur Bildung
sehr feiner Flocken führt. Überschuß von Säure muß vermieden
werden, weil sich sonst die Trübung wieder auflöst. Dieses
Reagens ist mehrere Tage haltbar. Zur Prüfung auf Gegenwart
von Pepsin versetzt man z. B. 5 ccm der gut durchgeschüttelten
Aufschwemmung mit 1 ccm der auf Pepsingehalt zu prüfenden
Lösung. Schon bei Zimmertemperatur, noch schneller im Wasserbad bei 45°, tritt Aufhellung und bald vollständige Klärung
ein. Auf diese Weise sind die geringsten Spuren von Pepsin
nachzuweisen.

56. Labenzym.

Man setzt zu drei Reagensgläsern mit je 10 ccm ungekochter
frischer Milch je 1 ccm einer Lablösung, die durch Auflösen von
1 g käuflichen Labpulvers in 200 ccm Wasser hergestellt wurde,

schüttelt gut durch und hält eine Probe bei Zimmertemperatur, eine bei 35° und eine bei 100° im Wasserbad. Dabei ist es wichtig, die Lablösung für sich vor dem Zusetzen zu der Milch auf die Versuchstemperatur in einem besonderen Reagenzglas zu erwärmen und ebenso mit der Versuchsmilch zu verfahren. Erst wenn Milch und Lablösung die Versuchstemperatur angenommen haben, gießt man beide Flüssigkeiten zusammen und läßt das Gemisch weiter in dem betreffenden Wasserbad stehen. Man beobachtet dann bei 35° nach wenigen Minuten eine Gerinnung des Kaseins, die bei Zimmertemperatur etwas später eintritt, bei 100° ausbleibt, weil bei dieser Temperatur das Labenzym zerstört wird. Man beobachtet die Beschaffenheit des Koagulums, welches eine festere Beschaffenheit zeigt, als das, welches sich beim Sauerwerden der Milch bildet. Die Säuregerinnung beruht auf einem anderen chemischen Vorgang. Läßt man die mit Lab gedickte Milch noch längere Zeit in einem mäßig warmen Wasserbad stehen, so zieht sich das Koagulum nach und nach zusammen und wird fester. Den gleichen Versuch wiederholt man bei 35° mit einer Milch, die vorher im Wasserbad bei 100° mehrere Minuten erhitzt wurde und dann wieder abkühlte. Man wird bemerken, daß solche Milch erheblich schlechter die Wirkung des Labenzyms zeigt. Man wiederholt den gleichen Versuch mit der gekochten Milch, nachdem man zu den 10 ccm gekochter Milch einen Tropfen einer verdünnten Chlorcalciumlösung hinzugesetzt hat. Die Labfähigkeit zeigt sich nun wieder hergestellt. Man kann den Versuch auch in der Form ausführen, daß man zu der gekochten Milchprobe, die mit Lab nicht gerinnen wollte, direkt einen Tropfen Chlorcalcium hinzusetzt und nun Gerinnung eintreten sieht. Diese Erscheinung der Wiederherstellung der Labfähigkeit gekocht gewesener Milch hat für die Praxis der Käsebereitung große Bedeutung, weil zur Verhütung der Übertragung ansteckender Krankheiten durch Magermilch diese in Molkereien pasteurisiert werden muß, dadurch die Labfähigkeit einbüßt und deshalb nur schwierig zur Käsefabrikation verwendet werden kann. Als Hilfsmittel gegen diesen Übelstand benutzt man auch in der Praxis der Käserei den beschriebenen Kalkzusatz. Man erklärt diese Wirkung des Kalkes auf die Labfähigkeit so, daß das Lab Parakaseinkalk zur Ausscheidung bringt, daß andererseits beim Kochen oder Pasteurisieren der Milch der Kalk ausfällt und deshalb die Wirkung des Labs nicht in Erscheinung treten kann, aber wieder möglich wird, wenn man lösliche Kalksalze zusetzt.

Für die Molkereipraxis hat die Bestimmung der Stärke von

käuflichen Labpräparaten große Bedeutung. Zur Begründung der hier zu beachtenden Methode sind folgende Sätze wichtig:

1. Die Gerinnungszeit ist bei gleicher Wärme und gleicher Stärke oder Menge des Lab den zum Gerinnen gebrachten Milchmengen direkt proportional.

2. Die Gerinnungszeit ist bei gleicher Wärme und gleichen Milchmengen der Stärke oder Menge des Lab umgekehrt proportional.

3. Die Stärke des Lab ist bei gleicher Wärme und gleicher Gerinnungszeit den verwendeten Milchmengen direkt proportional.

Auf Soxhlets Vorschlag ist man überein gekommen, die Stärke eines Labpräparates in der Weise zu bemessen, daß man angibt, wieviele ccm der zur Prüfung verwendeten Flüssigkeit (Milch oder Kaseinkalklösung) durch 1 ccm Lablösung oder 1 g Labpulver bei 35° in 40 Minuten zum Gerinnen gebracht werden. Man verfährt bei der Prüfung flüssiger Präparate wie folgt: 5 ccm der zu prüfenden Labflüssigkeit werden mit destilliertem Wasser auf 100 ccm gebracht. Nach gründlicher Mischung mißt man 10 ccm, entsprechend 0,5 ccm des zu prüfenden Labpräparates mit einer Pipette ab, setzt sie zu 500 ccm ganz frischer Milch, die man genau auf 35° erwärmt hat und notiert den Augenblick, in dem dies geschah, auf Sekunden genau. Die Lablösung bläst man mit Gewalt in die Milch ein, damit sie sich gleichmäßig in ihr verteilt, und schüttelt dann noch rasch um. Wie man sieht, trifft jetzt auf 1000 ccm Milch ein Teil, d. h. 1 ccm des Labpräparates. Nun bewegt man das in die Milch schon vorher eingesetzte Thermometer sanft hin und her und beobachtet die Zeit, die verstreicht, bis das erfolgte Eintreten der Gerinnung dadurch sichtbar wird, daß sich hinter dem bewegten Thermometer feine Flocken zeigen, so genau als möglich. Die Temperatur der Milch muß während des ganzen Versuches genau auf 35° erhalten werden. Hätte man z. B. die Gerinnungszeit zu 5,55 Minuten beobachtet, so würde sich die Milchmenge x, die bei derselben Temperatur durch dieselbe Labmenge erst bei 40 Minuten zur Gerinnung gebracht würde, wie folgt ergeben: $5{,}55 : 40 = 1000 : x$ und $x = 7207$. Das geprüfte Labpräparat hätte also eine Stärke von $1 : 7207$ oder rund von $1 : 7200$.

Labpulver, die verhältnismäßig sehr stark wirken, prüft man in der Weise, daß man 1 g davon in 200 ccm Wasser löst, $^{1}/_{4}$ Stunde lang stehen läßt, kräftig umschüttelt, und dann je nach Umständen 5 oder 10 ccm auf 500 g frischer Milch bei 35° einwirken läßt, so daß das Verhältnis von Lab zu Milch annähernd das von 1 : 20000 oder das von 1 : 10000 ist. Hätte man z. B. bei dem Verhältnis von Lab zu Milch wie 1 : 20000 die Gerinnungszeit wieder zu 5,55 Minuten beobachtet, so würde man die Milchmenge x, die bei derselben Temperatur durch einen Gewichtsteil Lab erst in 40 Minuten zum Gerinnen käme, aus der Gleichung finden: $5,55 : 40 = 20000 : x$, also $x = 144144$, d. h. das Labpulver hätte eine Stärke von rund 1 : 144000 [1]).

Man kann auch die Stärke des geprüften Labpräparates zu derjenigen eines Kontroll-Labs in Beziehung setzen. Als Kontroll-Lab wählt man ein gutes Labpulver des Handels von mittlerer Stärke. Devarda benutzt zu diesem Zweck stets ein Labpulver von der Stärke 100000, (Gerinnungszeit etwa 6 Minuten) welches aus einem viel stärkeren Labpräparate durch Verdünnen mit gepulvertem Zucker hergestellt wurde. Die Resultate solcher Labbestimmungen schwanken je nach der Beschaffenheit der verwendeten Milch. Es ist daher ratsam, eine Anzahl Parallelbestimmungen mit verschiedenen Milchproben auszuführen oder eine Mischmilch von gesunden, normal gefütterten Kühen zu verwenden oder noch besser eine Kaseinkalklösung von bestimmter Azidität.

57. Lipase.

Durch das Enzym Lipase werden Fette in Glyzerin und Fettsäuren gespalten. Die tierische Lipase kann man zeigen, wenn man frische Bauchspeicheldrüse vom Rind oder Schwein zerschneidet und in einer Reibschale zu Brei zerreibt. Diesen Brei setzt man zu einer Fettemulsion und beobachtet durch Titration mit Hilfe von Phenolphtalein als Indikator, wie die Säure aus dem Fett durch das Enzym in Freiheit gesetzt wird. Die Emulgierung des Fettes kann man dabei durch Zusatz von 10 ccm Gallenflüssigkeit erleichtern. Die Galle hat dabei noch eine zweite Bedeutung, da die Lipase von der Bauchspeicheldrüse als Zymogen [2]) secerniert wird und dieses erst durch gallensaure Salze (Cholsäure) aktiviert wird. Der Versuch kann z. B. so ausgeführt werden, daß man zu 40 ccm Wasser von 40° 10 ccm Galle und etwa 5 g Butter setzt, tüchtig durchschüttelt und 10 ccm der zerriebenen Bauchspeicheldrüse zusetzt. Diesen Versuch läßt man am besten bei 40° stehen. Verwendet man

---

[1]) Fleischmann, Milchwirtschaft, 5. Aufl., S. 344.
[2]) Inaktive Vorstufe des Enzyms.

für solche Versuche Fette, die wasserunlösliche Fettsäuren enthalten, so muß man vor der Titration das gleiche Volumen 96%igen Alkohols zusetzen, um die Fettsäure in Lösung zu bringen. Dadurch werden zugleich Titrationsfehler durch hydrolytische Dissoziation verhindert. Solche Versuche kann man auch mit Lezithin ausführen, welches leichter wie Fett mit Wasser Emulsion gibt. Nach Paul Mayer kann man z. B. 5 ccm 2%ige Emulsion von Lezithin Agfa mit 1 ccm Steapsin von Grübler in Leipzig bei 37° halten und die durch das Enzym in Freiheit gesetzte Säure etwa nach 20 Stunden mit Phenolphtalein titrieren. Aus fetthaltigen Samen, z. B. Rizinus, kann man ebenfalls Lipase erhalten. Nach der grundlegenden Arbeit von Connstein, Hoyer und Wartenberg[1]) wird die Rizinuslipase für fabrikatorische Zwecke im Großen dargestellt. Jalander[2]) gibt zur Darstellung der Rizinuslipase folgende Vorschrift: 200 g geschälte Rizinussamen werden möglichst fein zerstoßen und mit 250 g Cottonöl innig verrieben. Das Gemisch wird in einem Leinenbeutel von gröberen Teilen dadurch getrennt, daß man den Beutel unter gleichzeitigem Drücken gegen einen scharfen Rand, z. B. einen Trichterrand reibt. Die so erhaltene trübe Mischung wird in einer Zentrifuge mit einer Geschwindigkeit von 1000 Umdrehungen pro Minute 2 Stunden lang zentrifugiert. Hierbei setzen sich die unwirksamen gröberen Bestandteile ab, während der lipolytische Stoff in Aufschwemmung bleibt. Dieser wird entölt, indem man das gleiche Volumen Petroläther dazu tut und absetzen läßt. Nach dem Abdekantieren wird der Bodensatz (das Enzym) durch wiederholtes Mischen mit Petroläther und Dekantieren vollständig entölt. Die erhaltene Trockenmenge Enzym schwankte zwischen $2^1/_2$—3% der verarbeiteten Rizinussamenmenge. Schon durch 1 mg Enzym werden binnen 136 Stunden von 1 g Triolein bei 20° unter Zusatz von 0,6 ccm $^1/_{100}$ n. Essigsäure 78,7% verseift. Das Maximum der Verseifung 88,4% wird durch 3 mg des Enzyms erreicht. Die Wirkung der so erhaltenen Lipase wird in derselben Weise geprüft, wie das oben bei der tierischen Lipase beschrieben wurde.

Auch Schimmelpilze und Bakterien produzieren Lipase. Man kann dies in der Weise zeigen, daß man ein wenig Rindstalg zu Nähragar bringt, dann das Agar erwärmt und kräftig durchschüttelt, damit das geschmolzene Fett sich in dem Agar in feinen Tröpfchen verteilt: Dann gießt man das noch warme Agar sofort in eine sterilisierte Petrischale aus und zieht auf

---

[1]) Ber. d. chem. Ges. 35, 3988.   [2]) Biochem. Zschr. 36, 435.

dem erstarrten Agar einen Strich mit einer Platinnadel, die man in eine Kultur von B. pyocyaneum getaucht hat. Nach einiger Zeit bemerkt man dann in der Nachbarschaft des Strichs, daß eine Aufhellung durch Auflösung des Fettes eingetreten ist. Die benachbarten Fetttröpfchen sind kreideweiß geworden, und die mikroskopische Beobachtung dieser Fetttröpfchen lehrt, daß dieselben an dunklen Einschlüssen reicher geworden sind. Behandelt man solche Fetttropfen auf dem Objektträger mit Alkohol und läßt den Alkohol verdunsten, so scheiden sich feine Nadeln aus. Eine eingehende Arbeit über die Einwirkung von Schimmelpilzen auf Fette veröffentlichte Spieckermann[1]). Eine zweite derartige sehr ausführliche Arbeit stammt von Schenker[2]) und betrifft die Lipase von Aspergillus niger. An der Lipase kann man auch die synthetische, also fettbildende Wirkung des Enzyms zeigen. Nach Donath[3]) nehme man 20 ccm Ölsäure, 60 ccm Glyzerin, 2 g Pankreaspulver[4]) und etwas Toluol. Nach 12 Tagen im Brutofen sind $^2/_3$ der freien Säure titrimetrisch nicht mehr nachzuweisen.

Kastle und Loevenhart[5]) nehmen für den gleichen Zweck 90 ccm $\dfrac{\text{n}}{40}$ Buttersäure, 36 ccm 30%igen Aethylalkohol, 25 ccm 10%igen Glyzerinextrakt von Schweinepankreas. Man bemerkt dann bei Zimmertemperatur schon nach wenigen Minuten den Geruch von Buttersäureäthylester.

58. Physiologische Versuche mit Aspergillus niger. Säurebildung und Säureverbrauch.

Aspergillus niger oxydiert Zucker zu Oxalsäure, beziehungsweise zu Zitronensäure nach der Gleichung:

$$C_6H_{10}O_6 + 9O = 3C_2H_2O_4 + 3H_2O.$$

Es wird aber nicht der ganze gebotene Zucker in der Weise oxydiert, sondern nach Wehmer ungefähr die Hälfte des Zuckers zum Aufbau des Pilzes selbst verbraucht. Die gebildete Säure wird von dem Pilz weiter verbrannt, man kann sie aber schützen, wenn man durch Zusatz von überschüssigem kohlensauren Kalk Gelegenheit gibt, die entstandene Säure an Kalk zu binden.

---

[1]) Zschr. f. Unters. der Nahrgsmittel 1912, Bd. 23. „Die Zersetzung der Fette durch höhere Pilze, S. 328. [2]) Biochem. Zschr., Bd. 120.
[3]) Hofmeisters Beitr. z. chem. Physiol., Bd. 10. 1907.
[4]) Z. B. Pankreatin der chem. Fabrik Rhenania in Aachen.
[5]) Am. Chem. Journal 24, 491.

Um diese Tatsache zu studieren, setzt man eine Anzahl von Versuchen an, in denen Hefewasser $+$ 5% Rohrzucker sterilisiert und mit dem Pilz geimpft wird. Man setzt z. B. 6 Versuche an, jeden zu 100 ccm Flüssigkeit in einer $^1/_4$ l Kochflasche. Der Pilz bildet zunächst eine weiße Decke, die sich bei Eintritt der Sporenbildung oberflächlich schwarzbraun färbt. Zu verschiedenen Zeiten nimmt man dann einen Kolben dieser Reihe heraus und bestimmt die Menge der gebildeten Säure durch Titration. In einem sochen Versuch, der am 22. 1. angesetzt wurde, beobachtete man z. B.:

Oxalsäure		Zucker	
Anfang 22. 1.	$-$ %	Anfang 22. 1.	5 %
5. 2.	0,5718 %	5. 2.	4,2 %
12. 2.	1,4622 %	12. 2.	3,19 %
19. 2.	2,914 %	19. 2.	0,98 %
26. 2.	1,1325 %	26. 2.	$-$ %

Man sieht aus dieser Zahlenreihe deutlich, wie die Oxalsäuremenge zuerst ansteigt und dann sinkt. Ein Parallelversuch dieser Reihe wurde mit überschüssigem Calciumkarbonat versetzt und mit dem Pilz geimpft und dann das gebildete Calciumoxalat quantitativ ermittelt. Es wurde gefunden 3,3 % Oxalsäure. Zu dem Zwecke behandelt man den Niederschlag mit verdünnter Essigsäure in der Wärme, worin sich das überschüssige Calciumkarbonat löst, dann bringt man das ungelöst bleibende Calciumoxalat auf ein Filter, verascht und glüht und wägt das zurückbleibende CaO oder man löst das Oxalat in Schwefelsäure und titriert die Oxalsäure mit Kaliumpermanganat. Während des ganzen Versuchs bestimmt man jeweils auch die Menge des noch vorhandenen Zuckers und berechnet daraus die Menge Oxalsäure, die aus dem verbrauchten Zucker entstanden ist. In obiger Tabelle war am 26. 2. der Zucker vollständig verbraucht.

Tanninverbrauch durch Aspergillus niger.

Aspergillus niger bevorzugt als Nährstoff Tannin, deshalb wird angegeben, daß man Aspergillus niger aus Galläpfeln züchten könne. Wir haben gefunden, daß der Pilz aus Göttinger Ackererde leicht gezüchtet werden kann, wenn man derselben Tannin zusetzt. Der Verbrauch des Tannins durch den Pilz kann in folgender Weise studiert werden:

$$1 \quad \text{l Wasser}$$
$$25 \quad \text{g Ammonsulfat}$$
$$0{,}75 \text{ „ } K_2HPO_4$$
$$0{,}25 \text{ „ } MgSO_4$$
$$1{,}5 \text{ „ } NaCl$$
$$2{,}5 \text{ \% Tannin}$$

Von dieser Lösung werden 200 ccm in einen $^1/_2$ l-Kolben gebracht, sterilisiert und mit dem Pilz geimpft. Nach einigen Wochen bei Zimmertemperatur wird der Rest des unzersetzten Tannins bestimmt.

Bestimmung des Tannins nach Malvezin.

Die Methode beruht auf der Bildung einer unlöslichen Tanninzinkverbindung. Die notwendigen Lösungen sind $^1/_{10}$ n. $KMnO_4$-Lösung, verdünnte Schwefelsäure (2,5 ccm reine H_2SO_4 in 100 ccm H_2O) und eine ammoniakalische Zinkazetatlösung bereitet durch Auflösen von 1 g ZnO in der nötigen Menge Essigsäure, Versetzen der Lösung mit Ammoniak, bis der Niederschlag sich wieder löst, und Verdünnen der Flüssigkeit mit Wasser auf 100 ccm. Man erhitzt 10 ccm der zu untersuchenden tanninhaltigen Flüssigkeit mit 10 ccm der ammoniakalischen Zinkazetatlösung 5 Minuten zum Sieden, gießt die Flüssigkeit auf ein Filter, wäscht Kolben und Filter mit etwas destilliertem Wasser nach, setzt den Trichter samt Niederschlag auf einen Kolben von etwa 200 ccm Rauminhalt und löst den Niederschlag durch die verdünnte Schwefelsäure auf dem Filter auf. Die so erhaltene schwefelsaure Lösung titriert man schließlich bei $60-70^\circ$ mit $^1/_{10}$ n. $KMnO_4$-Lösung. Man soll die $KMnO_4$-Lösung in Mengen von je 5 Tropfen zusetzen und die Titration abbrechen, wenn die rosa Färbung mindestens 3 Minuten lang bestehen bleibt. Die Tanninmenge in Gramm pro Liter Flüssigkeit ergibt sich durch Multiplikation der Anzahl ccm $^1/_{10}$ n. $KMnO_4$-Lösung mit 0,12. In einem Versuch fanden wir z. B. 79,3 % des gebotenen Tannins von dem Pilz zersetzt. Für Zuckerversuche mit Aspergillus niger kann man auch die oben angegebene Lösung verwenden und das Tannin durch Zucker ersetzen.

Gallussäurebildung aus Tannin durch Aspergillus niger.

Während bei der beschriebenen Versuchsanordnung der Pilz, wenn er also auf der Flüssigkeit wächst, das Tannin nahezu völlig zersetzt, spaltet er andererseits das Tannin in Glukose und Gallussäure, wenn er in der Flüssigkeit untergetaucht bleibt[1]).

---

[1]) van Tieghem: Ann. des sciences nat. (5) bot., Tom 8, p. 210 (1867).

Dieses Verfahren wird in der Industrie benutzt, um aus Galläpfeln Gallussäure darzustellen, und dabei entdeckte van Tieghem den Aspergillus niger. Um diesen Vorgang zu studieren, bringt man in ein Reagensrohr 25% ige Tanninlösung unter Zusatz der nötigen Nährsalze für den Pilz (auf 1 l Tanninlösung — 25 g $(NH_4)_2SO_4$, 0,75 g K_2HPO_4; 0,25 g $MgSO_4$; 1,5 g NaCl), sät Aspergillus niger auf die Oberfläche der Flüssigkeit und stellt das Reagenzrohr bei ungefähr 30° warm. Der Pilz keimt bald und wird dann durch häufiges Unterschütteln gezwungen, in der Flüssigkeit zu wachsen. Nach einiger Zeit sieht man einen Bodensatz sich bilden, der größtenteils aus Nadeln der Gallussäure besteht. Wenn man etwas von dem Niederschlag herausnimmt, durch Erwärmen die Gallussäure löst, die Flüssigkeit filtriert und dann auf einem Uhrglas einige Tropfen davon verdunstet, bekommt man schönere Nadeln von Gallussäure. Die Gallussäure kann quantitativ bestimmt werden, wenn man die Tanninzerlegung bis zu Ende gehen läßt, was man daran erkennt, daß mit Gelatinelösung keine Fällung mehr auftritt, dann die ausgeschiedenen Nadeln von Gallussäure direkt wiegt und den gelöst gebliebenen Teil von Gallussäure mit essigsaurem Blei fällt und als gallussaures Blei zur Wägung bringt. Entfernt man dann das überschüssige Blei mit schwefelsaurem Natrium, so kann man in der restierenden Flüssigkeit mit Fehlingscher Lösung die gebildete Glukose bestimmen. Nach und nach wird die Glukose und später auch die Gallussäure von dem Pilz allmählich verzehrt. Der Pilz gedeiht selbst noch in 50% iger Tanninlösung. Die beschriebenen Versuche gelingen auch, wenn auch weniger gut, mit Penicillium glaucum.

Tannase.

Diese Zerlegung des Tannins ist das Werk eines Enzyms: der Tannase, die zuerst von Fernbach[1] dargestellt wurde. Nach Freudenberg[2] kann man diese Tannase auf folgende Weise gewinnen: 50 g käufliches Tannin werden in 500 ccm Leitungswasser gelöst, $^1/_4$ Stunde lebhaft gekocht, mit Leitungswasser auf 2 l verdünnt, mit 50 g Ammonsulfat, 1,5 g Dikaliumphosphat, 0,5 g Magnesiumsulfat und einigen Krumen Viehsalz versetzt; in diese Lösung wird Aspergillus niger geimpft. Sobald die Pilzdecke eben anfängt Sporen zu bilden, werden diese mit

---

[1] Fernbach: Compt. rend. Bd. 131, p. 1214 (1900).
[2] Freudenberg: Chemie der natürl. Gerbstoffe; Berlin, Julius Springer, 1920, S. 48.

Wasser abgewaschen, die Pilzdecke mit der Hand ausgepreßt, feucht gewogen, mit dem vierfachen Gewicht Azeton gründlich verrieben, nach 24 Stunden abgesaugt und ausgepreßt. Die zerkleinerte Masse wird, nachdem das Azeton verdunstet ist, im Vakuumapparat über Phosphorpentoxyd scharf getrocknet. Das fein zerriebene, abgewogene Material wird mit der doppelten Menge toluolhaltigen Wassers angerührt und nach einigen Stunden abgepreßt. Dieses wird mehrere Male wiederholt. Die Auszüge werden unter vermindertem Druck eingedampft, bis das Gewicht etwa dem des angewendeten Pilzes gleich kommt und mit dem fünffachen Volumen absoluten Alkohols gefällt. Der Niederschlag wird zur Entfernung der im Extrakt in reichlicher Menge enthaltenen Glukose noch zwei Mal umgefällt. Die erhaltene Tannasemenge beträgt etwa den zehnten Teil des Pilzes. Zu Versuchen mit dieser Tannase darf man nur 0,2—0,5 %ige Tanninlösung verwenden, weil die entstandene Gallussäure das Enzym schädigt. Den Verlauf der Hydrolyse verfolgt man durch Titration an der Zunahme der Säure. Auf einen Teil Tannin nimmt man die Tannase aus $1/2$ Gewichtsteil Myzel. Natürlich gewinnt man auf diese Weise nicht nur die Tannase, sondern alle von dem Pilz gebildeten Enzyme, und man kann für Versuche mit diesen Enzymen einfach nur das Myzel mit Azeton in der beschriebenen Weise abtöten, trocknen und pulvern und, wenn es nicht auf möglichst reine Darstellung der Enzyme ankommt, die Auslaugung des abgetöteten Myzels und die Fällung mit Alkohol weglassen.

Bildung von Pilzstärke durch Aspergillus niger.

Die auffällige Bildung einer mit Jod sich bläuenden Substanz durch Aspergillus niger, einer sogenannten Pilzstärke kann man wie folgt beobachten:

$$1,25 \text{ g} \quad MgSO_4$$
$$2,5 \quad ,, \quad KH_2PO_4$$
$$5 \quad ,, \quad NH_4NO_3$$
$$50 \quad ,, \quad \text{Zucker auf 1000 Wasser.}$$

Von dieser Lösung werden je 50 ccm in 6 Kölbchen von 100 ccm Inhalt gefüllt und mit dem Pilz geimpft. Die Kultur muß bei 30—35° gehalten werden. Nach einigen Tagen gießt man die Kulturflüssigkeit ab und bringt etwas wässerige Jodlösung auf das Myzel. Wenn das Jod in die Zellen eingedrungen ist, sieht man denn eine blaue Färbung der Pilzdecke, einige Tage später sieht man auch die Nährlösung sich mit Jod blau färben. Nach einiger Zeit verschwindet die Reaktion in Lösung und Myzel wieder[1]).

59. Aufsuchung der zahlreichen von A. niger gebildeten Enzyme.

Der genannte Pilz ist äußerst vielseitig in der Enzymbildung. Man kann dies sehr bequem studieren, wenn man den Pilz auf der oben bei dem Tanninversuch genannten Mineralsalzlösung, in der das Tannin durch 5% Zucker ersetzt wurde, wachsen läßt. Sobald der Pilz eine kräftige Decke gebildet hat, gießt man die Nährlösung ab und ersetzt dieselbe durch sterilisiertes Wasser. Nach etwa 12 Stunden hat dann die auf dem Wasser schwimmend gebliebene Pilzdecke Enzyme in das Wasser sezerniert, und man prüft nun die abgegossene wässerige Lösung auf das Vorhandensein verschiedener Enzyme. In der wässerigen Lösung findet man die Ektoenzyme, dann nimmt man die Pilzdecke, zerreibt sie mit Sand und Wasser und nutscht die Lösung ab, um diejenigen Enzyme zu gewinnen, welche nicht aus den Zellen sezerniert werden, die Endoenzyme. Dabei ist zu beachten, daß der Pilz große Mengen Säure produziert, die Enzymwirkung vortäuschen können, wenn sie nicht vor dem Versuch durch Neutralisation unschädlich gemacht werden. Nach eigenen Versuchen und Angaben in der Literatur bildet der Aspergillus niger folgende Enzyme:

Amylase (Diastase)	Katalase
Inulase	Jodidoxydase
Invertase (Saccharase)	Reduktase
Maltase	Emulsin
Trehalase	Tannase
Melecitase	Lipase
Raffinase	Urease (Amidase)
Cellobiase	Protease (Pepsin)
Zymase	Nuklease.

60. Nachweis von Arsen auf biologischem[2]) Wege.

Penicillium brevicaule greift Sauerstoffverbindungen, Schwefelverbindungen und das metallische Arsen kräftig an und erzeugt daraus Verbindungen, wahrscheinlich organischer Natur, die

---

[1]) Lappalainen: Biochemische Studien an Aspergillus niger, Helsingfors 1919. [2]) Gosio: Ber. d. chem. Ges. 1897. 1024.

stark nach Knoblauch riechen. Dieser Geruch tritt kräftiger hervor, wenn man den Kolben mit einer Gummikappe verschließt. Vorher läßt man den Pilz unter Watteverschluß, also bei Luftzutritt, erst anwachsen. Nicht oder schwer in Wasser lösliche Arsenpräparate können dabei in unbegrenzten Mengen in den Nährböden vorhanden sein, lösliche ebenfalls, wenn eine Unterlage, wie etwa Brotbrei benutzt wird, die sich nicht gleichmäßig mit der Lösung durchtränkt. Aber auch in Lösungen, die $3-4^0/_{00}$ arsenige Säure enthalten, wächst das Penicillium noch. Die geringste Arsenmenge, die noch durch den Geruch bei solchen Kulturen nachgewiesen werden konnte, waren bei Abel und Buttenberg[1] je nach der Verbindung $0{,}1-0{,}01$ mg. Außer durch Geruch läßt sich die Anwesenheit von Arsen in den von der Kultur entwickelten Gasen auch dadurch nachweisen, daß man sie durch eine $50-60^0$ warme mit Schwefelsäure versetzte Lösung von Kaliumpermanganat leitet und dann das Gas im Marshschen Apparat prüft.

Zur Anstellung eines Demonstrationsversuches bringt man eine Scheibe Schwarzbrot ohne Rinde zerkleinert in einen Erlenmeyerkolben ($^1/_4$ l), streut $0{,}1$ g Arsenik darauf, feuchtet mäßig mit Wasser an und sterilisiert unter Watteverschluß. Dann überträgt man einige größere Myzelstücke des Penicillium brevicaule von einer Würzeagarkultur auf das Brot. Nach wenigen Tagen tritt starker Knoblauchgeruch auf. Ebenso verfährt man mit auf Arsengehalt zu prüfenden Materialien.

61. Auswahl von Nährstoffen durch Pilze. Wirkung von Penicillium glaucum und Aspergillus niger auf Traubensäure.

Nach Pasteurs epochemachender Entdeckung wird Traubensäure von Bakterien und Penicillium glaucum derart gespalten, daß Linksweinsäure übrig bleibt. Pfeffer[2] ermittelte dann weiter, daß auf der Vereinigung der Rechts- und Linksweinsäure, welche durch Auflösung der Traubensäure entsteht, Penicillium glaucum und Aspergillus niger auf Kosten des besseren Nährstoffs, der Rechtsweinsäure heranwachsen, daß dann das Myzel aber auch die Linkssäure verbraucht, trotzdem sie ein sehr schlechter Nährstoff ist.

Zur Demonstration dieser Verhältnisse löse man etwa 4 g Traubensäure, $0{,}5$ g NH_4NO_3, $0{,}25$ g KH_2PO_4, $0{,}125$ g $MgSO_4$

---

[1] Zschr. für Hyg., Bd. 32, 1899.   [2] Jahrb. f. wiss. Bot., Bd. 28, 1895, S. 220.

in 150 Wasser, sterilisiere und impfe mit Aspergillus niger. Für
Penicillium glaucum nehme man das Natrium- oder Ammonium-
salz der Traubensäure. Man bereite mehrere kleine Kulturen
und untersuche von Zeit zu Zeit das Filtrat einer derselben
im Polarisationsapparat. Die Lösung ist bei der Impfung optisch
inaktiv, wird dann mehr und mehr linksdrehend durch Verbrauch
der Rechtssäure, dann nimmt die Linksdrehung durch Verbrauch
der Linkssäure ab.

Über Pilze und Bakterien, welche umgekehrt die Linkssäure
bevorzugen oder beide Säuren gleich stark verbrauchen, vergleiche Pfeffer.

Anhang.

Allgemeine Bemerkungen über bakteriologische Arbeitsverfahren.

Da Bakterien und ähnliche Organismen überall verbreitet
vorkommen, muß man, wenn man mit solchen Organismen in
Reinkulturen arbeiten will, zunächst dafür sorgen, daß die verwendeten Gerätschaften, Nährlösungen usw., bakterienfrei sind.
Man erreicht dies durch das sogenannte Sterilisieren. Es gibt
dafür physikalische und chemische Wege. Am bequemsten ist es,
durch Anwendung von hohen Temperaturen zu sterilisieren.
Kleinere Gebrauchsgegenstände, wie Objektträger, Deckgläser,
Pinzetten usw., sterilisiert man einfach, indem man sie durch
die nicht leuchtende Flamme des Bunsenbrenners zieht. Nährlösungen und dergleichen werden am einfachsten im strömenden
Dampf von 100° sterilisiert. Dabei gilt der Grundsatz, daß
alle sauren Nährsubstrate nur einmal $1/4$ Stunde lang im
Dampf von 100° sterilisiert zu werden brauchen, weil in solchen
sauren Nährsubstraten ohnehin die schwer zu sterilisierenden
Bakterien nicht gedeihen und dementsprechend bloß Hefen
und andere Pilze durch das Sterilisieren abzutöten sind, die
bei dem angegebenen $1/4$ Stunde dauernden Erhitzen bei 100°
zugrunde gehen. Für Bakterienwachstum geeignete, schwach
alkalische Nährsubstrate werden am besten an drei aufeinander
folgenden Tagen je $1/4$ Stunde im Dampf bei 100° sterilisiert.
Auf diese Weise erreicht man, daß am ersten Tage die sporen-
freien Bakterienzellen zugrunde gehen, dann werden die am Leben
gebliebenen Sporen auskeimen und deren Keimprodukte durch
das 2. und 3. Sterilisieren abgetötet. Manche Bakterienarten
überdauern auch diese sogenannte fraktionierte Sterilisation, weil
ihre Sporen zu langsam keimen. Solche Bakterienarten sind be-

sonders in der Erde verbreitet, und deswegen mißlingt manchmal die Sterilisation von Nährsubstraten wie Milch und Kartoffeln, die mit Erde verunreinigt sein können. Hat man einen Autoklaven zur Verfügung, in dem man im Dampf unter Druck sterilisieren kann, so kann man bei 120° C oder einer Atmosphäre Überdruck durch einmalige ½ stündige Sterilisation alle Bakterien sicher abtöten. Wesentlich für den Erfolg ist dabei, daß man, wenn das Wasser im Autoklaven zu sieden beginnt, zunächst den Dampf frei ausströmen läßt, bis alle Luft aus dem Autoklaven vertrieben ist. Erst wenn der Dampf im Autoklaven luftfrei ist, sterilisiert er sicher. Alle Gegenstände, die im Dampf nicht sterilisiert werden können, wie z. B. dickwandige Glasapparate, sterilisiert man trocken in einem Luftbad oder Trockenschrank 20 Minuten lang bei 120°. Zum Sterilisieren im strömenden Dampf sehr bequem sind die kleinen im Handel befindlichen Kartoffeldämpfapparate, die aus einem Wasserbehälter bestehen, auf dem ein Topf mit durchlochtem Boden sich befindet. Heizt man den Wasserbehälter an, so strömt der Dampf durch die Öffnungen des Bodens in den Topf und durch den Deckel hindurch. Nach demselben Prinzip sind auch die großen Sterilisationsapparate für Laboratorien gebaut. Bei allen Sterilisationsmaßnahmen ist eine nachherige Neuinfektion des sterilisierten Materials durch die Bakterien der Luft usw. zu vermeiden. Die Abhaltung der Organismen der Luft geschieht am einfachsten durch einen Watteverschluß. Deshalb bringt man z. B. Nährsubstrate, die man sterilisieren will, vor der Sterilisation in ein dünnwandiges Glasgefäß, z. B. in eine Erlenmeyerkochflasche, und verschließt den Hals durch einen Wattebausch. Dann sterilisiert man die ganze Flasche mitsamt dem Nährsubstrat in der angegebenen Weise im Dampf. Nach der Sterilisation hält dann der Watteverschluß die Keime der Luft von dem sterilisierten Nährsubstrat ab. Will man von diesem sterilisierten Nährsubstratsvorrat etwas entnehmen, so ist es ratsam, den Rest nach der Entnahme abermals zu sterilisieren. Unbedingt notwendig ist es, daß der Watteverschluß in solchen Fällen nicht naß wird, weil durch feucht gewordene Watte Schimmelpilze und dergleichen durchwachsen und auf diese Weise das unter Watteverschluß aufbewahrte Nährsubstrat verunreinigt wird. Ratsam ist es, sich Nährsubstrate, die häufig gebraucht werden, in kleinen Portionen sterilisiert aufzubewahren, damit man nicht jedesmal bei Entnahme einer Substratprobe eine neue Sterilisation ausführen muß. Zu diesem Zweck füllt man häufig gebrauchte Nährsubstrate in kleinen Portionen in Reagenzgläser oder dergleichen ab, verschließt die Gefäße mit Watte und sterilisiert in der angegebenen Weise. So hält man sich z. B. Wasser, Milch, Bouillon, Fruchtsäfte in Mengen von je etwa 10 ccm in Reagenzgläsern unter Watteverschluß sterilisiert vorrätig. Beim Öffnen solcher mit Watteverschluß versehenen Gefäße ist die eine Fläche der Watte, die an die äußere Luft grenzt, stets abzubrennen, weil darauf Schimmelpilzsporen und andere ähnliche Keime aus der Luft niedergefallen sein können, dann löst man den Wattenbausch mit einer in der Flamme sterilisierten Pinzette und behält die Watte in der Pinzette ohne sie auf den Tisch zu legen oder mit unsterilisierten Fingern anzugreifen, weil an den Fingern immer Keime vorhanden sein können. Nach Beendigung der Manipulation setzt man dann den Wattepfropfen wieder in den Hals des Röhrchens hinein.

Man kann auch auf chemischem Wege sterilisieren. So kann man Bakterienentwicklung niederhalten, wenn man für saure Reaktion der betreffenden Lösung sorgt. Manche Säuren entfalten auch eine spezifische Giftwirkung gegen Hefe und können daher zur Haltbarmachung von Fruchtsäften Verwendung finden. Dahin gehört Ameisensäure und Essigsäure. Als chemische Mittel, um z. B. bei Enzymversuchen Bakterienentwicklung auszuschließen, sind geeignet Toluol oder Thymol in alkoholischer Lösung, von welchen jeweils einige Tropfen der Versuchsflüssigkeit zugesetzt werden. Um zu prüfen, ob die mit physikalischen oder chemischen Mitteln ausgeführte Sterilisation erfolgreich geworden und dementsprechend das fragliche Material frei von Mikroorganismenentwicklung geblieben ist, untersucht man dasselbe mikroskopisch oder man bringt eine Probe davon in geeignete sterilisierte Nährlösung, z. B. ein Reagenzglas mit Bouillon, und wartet ab, ob Mikroorganismen sich entwickeln. Man kann auch in derselben Weise ein Röhrchen sterilisierter Nährgelatine impfen, nachdem man die Gelatine bei höchstens 40° geschmolzen hat. Dann wird das eingeimpfte Material durch Schütteln in der geschmolzenen Gelatine verteilt und dann die Gelatine in eine sterilisierte Petrischale ausgegossen. Wenn die Sterilisation des Materials gelungen war, dürfen dann auf der so hergestellten Gelatineplatte in den nächsten Tagen keine Kolonien von Mikroorganismen wachsen. In der beschriebenen Weise können auch Prüfungen der Wirkung neuer Desinfektionsmittel ausgeführt oder festgestellt werden, in welcher Konzentration ein Desinfektionsmittel angewendet werden muß. Dabei sind immer die Bedingungen genau einzuhalten, die für den vorliegenden Zweck in Betracht kommen. Wenn man z. B. ein Desinfektionsmittel für die Brauerei prüfen soll, ist als Nährlösung Bierwürze bzw. Bier zu verwenden.

Für alle Übertragungen von Bakterien benutzt man stets einen in einen Glasstab eingeschmolzenen Platindraht[1]), den man durch Durchziehen durch die Flamme momentan sterilisieren kann. Mit diesem Platindraht, den man zu einer Öse biegt, kann man kleine Mengen bakterienhaltiger Flüssigkeit herausnehmen und damit ein mikroskopisches Präparat herstellen oder aus steril aufbewahrten Nährlösungen Tropfen für Hängetropfen entnehmen. Andererseits kann man mit dem gerade gestreckten Platindraht Stichkulturen in Gelatine oder Strichkulturen auf der Oberfläche der Gelatine oder dergleichen herstellen oder Impfungen von Hängetropfenkulturen ausführen. Vor jeder solchen Operation ist stets der Platindraht neu zu sterilisieren, da, wie bemerkt, die Luft stets Organismen enthält, die die steril aufbewahrten Nährsubstrate oder die Reinkulturen verunreinigen können. Überimpfungen von Reinkulturen in neue Gefäße mit sterilem Nährboden sind, wenn möglich, in bakterienfreier Luft auszuführen.

Das landwirtschaftlich-bakteriologische Institut der Universität Göttingen verfügt zu diesem Zweck über ein besonders eingerichtetes Impfzimmer. Wände und Decke desselben sind mit Ölfarbe gestrichen, der Fußboden ist zementiert und mit Wasserablauf versehen. Vor jeder Benutzung wird das ganze Zimmer mit Wasser ausgespritzt. Zu diesem Zweck wird an die Wasserleitung ein Spritzkopf angeschraubt, der den Strahl der Wasserleitung in einen feinen Sprühregen verwandelt. Läßt man dann das Zimmer einige Stunden stehen, so werden mit der sich niederschlagenden Feuchtigkeit die in der Luft des Impfzimmers schwebenden Keime zu Boden gerissen. Andererseits können Keime, solange Wände, Fußboden und Decke des Zimmers feucht sind, nicht aufgewirbelt werden. Man kann also auf diese Weise einen keimfreien Luftraum erzielen. Den beabsichtigten Zweck kann man noch vollkommener durch Behandlung des Impfzimmers mit einem gasförmigen Desinfektionsmittel erreichen.

Wir stellen zu dem Zweck in das in der beschriebenen Weise ausgespritzte Impfzimmer eine Schale mit heißem Wasser, auf welchem eine Porzellanschale schwimmt, die etwas Formalin enthält. Sehr bald füllt sich dann der ganze Raum mit Formalindämpfen, und man wartet nun einige Stunden, bis das Atmen in dem Zimmer wieder möglich ist. Dann zieht man einen frisch sterilisierten Laboratoriumsmantel an, wäscht die Hände in

---

[1]) Oder einen billigeren Ersatz, z. B. Nickelstahldraht, von Lautenschläger, Berlin, Chausseestraße 92.

50%igem Alkohol, ohne sie nachher abzutrocknen, bringt die zur Impfung notwendigen Gerätschaften und Kulturgefäße in den sterilisierten Raum, wäscht die Kulturgefäße äußerlich mit 50%igem Alkohl ab und führt dann die Impfung in der gewohnten Weise aus. Wer kein Impfzimmer besitzt, kann auch einen Impfkasten benutzen, d. h. einen Glaskasten mit Türen, durch welche man die Hände einführen kann. Der Kasten kann in ähnlicher Weise wie das Impfzimmer sterilisiert werden.

Die meisten Bakterien und ähnlichen niederen Organismen wachsen erheblich schneller, wenn man sie bei Temperaturen, die etwas über der Zimmertemperatur liegen, hält. Die optimalen Temperaturen sind je nach den Arten natürlich verschieden, im allgemeinen kann man sagen, daß für Bakterien die Bluttemperatur von 37° C sehr geeignet ist, während Hefen und ähnliche Organismen bei 25° sehr gut gedeihen. Aus diesem Grunde benutzt man zur Kultur der niederen Organismen sogenannte Brutschränke, das sind meistens kupferne, doppelwandige Schränke, zwischen deren beiden Wänden sich Wasser und eventuell noch Isoliermaterial befindet, um eine möglichst große Temperaturkonstanz zu erzielen. Mit Hilfe eines Thermoregulators und einer Gasflamme kann man einen solchen Brutschrank leicht auf der gewünschten Temperatur halten. Hat man kein Gas zur Verfügung, so empfiehlt sich die Verwendung eines von Sartorius in Göttingen hergestellten Brutschrankes, der mit beliebiger Wärmequelle, also auch mit einer Petroleumlampe, betrieben werden kann.

Das landwirtschaftlich-bakteriologische Institut der Universität Göttingen besitzt ein Brutzimmer. Dasselbe wurde in seiner Einrichtung demjenigen nachgebildet, welches Pfeffer im Botanischen Institut der Universität Leipzig ausführen ließ. Die Heizung dieses Raumes ist eine Luftheizung mit elektrischer Regulierung. Vor dem Brutzimmer steht ein Kohlendauerbrenner, der die über ihn hinwegstreichende Luft erwärmt. Diese erwärmte Luft tritt durch eine Öffnung in der Wand in das Brutzimmer und heizt dieses. Die Regulierung der Heizung geschieht nun in der Weise, daß die besagte Öffnung durch eine Klappe verschließbar ist, welche durch ein Uhrwerk bewegt werden kann. An der Decke des Brutzimmers befindet sich ein Thermometer, dessen Quecksilberfaden einen Strom schließt, sobald die gewünschte Temperatur im Brutzimmer erreicht ist. Der Strom zieht dann die Arretierung von dem Uhrwerk weg und dieses verschließt die Lufteintrittsöffnung durch die Klappe.

Ein solches Brutzimmer ist billig zu betreiben und hat den

großen Vorzug, daß man in demselben viel Platz hat und außerdem in verschiedenen Entfernungen vom Fußboden verschiedene Temperaturen zur Verfügung stehen. Wenn unser Brutzimmer z. B. an der Decke 37° zeigt, so herrscht am Fußboden eine Temperatur von 22°. Zur Kontrolle der Heizung dienen verschiedene Einrichtungen, z. B. ein Thermograph von Richard Frères in Paris, zu beziehen von Lion Levy in Hamburg, dessen Trommel sich in einer Woche einmal um ihre Achse dreht und dabei die Temperaturkurve der ganzen Woche aufzeichnet.

Der Gebrauch des Mikroskops wird hier als bekannt vorausgesetzt. Nur sei im allgemeinen bemerkt, daß es ratsam ist, bei der mikroskopischen Untersuchung kleiner Organismen zuerst mittlere Vergrößerungen zu verwenden und dann erst zu den stärkeren Systemen überzugehen. Man wird dann mit den starken Vergrößerungen viel mehr erreichen, wie wenn man sie gleich von Anfang an anwendet. Die Steigerung der Vergrößerung durch Anwendung stärkerer Okulare ist möglichst zu vermeiden, und statt dessen sind stärkere Objektivsysteme zu benutzen.

Bei jeder Untersuchung eines von Mikroorganismen ausgelösten Vorganges sind Gestalt und Entwicklungsgeschichte der Erreger neben den sonstigen Eigenschaften derselben so genau als möglich zu studieren und in der Versuchsbeschreibung eingehend zu berücksichtigen.

Rezepte.

A. Nährflüssigkeiten.

1. Fleischwasser. 500 g fettfreies Rind- oder Pferdefleisch wird fein gehackt und mit einem Liter Wasser 24 Stunden möglichst kühl, eventuell im Eisschrank stehen gelassen. Dann wird die wässerige Flüssigkeit durch ein Tuch abfiltriert und das Fleisch gut ausgepreßt. Dann wird die Flüssigkeit, um das Eiweiß abzuscheiden, eine Stunde gekocht, und zwar gilt pro Liter Flüssigkeit eine Stunde Kochzeit. Dann wird durch ein Faltenfilter filtriert, 1 % der Flüssigkeit an Pepton und ½ % Kochsalz zugesetzt, dann wird wieder 20 Minuten gekocht, Sodalösung zugesetzt, bis blaues Lakmuspapier nicht mehr gerötet wird und abermals durch ein Faltenfilter filtriert.

2. Hefewasser. 50—100 g Preßhefe und 1000 ccm Wasser. Das Gemisch wird ¼ Stunde gekocht und dann filtriert. Ausgezeichnete Nährlösung für Hefen und Bakterien. An Stelle von Preßhefe kann man auch trockene Nährhefe verwenden, und zwar nimmt man 20 g auf das Liter Wasser, setzt 10 g Pepton zu, kocht auf und filtriert durch Faltenfilter.

3. **Bierwürze.** Malz 250 g, Wasser 1000 ccm (immer die vierfache Menge Wasser) werden eine Stunde auf 65° erhitzt. Dann prüft man mit Jod, ob alle Stärke in Zucker umgewandelt ist, erscheint die Reaktion blau, muß man noch weiter erhitzen. Dann preßt man durch eine Handpresse und kocht die Flüssigkeit gelinde 2—3 Stunden. Dies geschieht zur Ausfällung der Eiweißstoffe, bei kürzerem Kochen erscheint die Flüssigkeit zwar zuerst klar, wird nach dem Erkalten aber wieder trübe. Dann filtriert man durch ein Faltenfilter und füllt auf das richtige Volumen auf.

4. **Rosinenmost.** 2 l Wasser, 0,75 kg große Rosinen werden 1—2 Tage stehen gelassen, dann die gequollenen Rosinen zerquetscht, die Maische wieder einige Tage in kühler Temperatur stehen gelassen. Dann wird die Flüssigkeit durch ein Tuch abfiltriert, die Rosinen ausgedrückt, die Flüssigkeit aufgekocht und durch ein Faltenfilter filtriert; der Most wird mit 0,4 g Chlorammonium versetzt.

5. **Aschensalzlösung nach Laurent.**

Dikaliumphosphat 0,75 g
Ammoniumsulfat 5 „
Magnesiumsulfat 0,1 „
Destilliertes Wasser 1 l

Notwendig ist natürlich Zusatz einer Kohlenstoffquelle, am besten in Form von Zucker, ungefähr 5 % Rohrzucker oder Dextrose, bei gärenden Formen, die den Zucker vergären, eventuell mehr. Will man in der Lösung Hefe kultivieren, so ist es vorteilhaft, 1 ‰ Weinsäure zuzusetzen, weil dann die saure Reaktion Verunreinigung durch Bakterien ausschließt. Besser wachsen niedere Organismen in derartigen Aschensalzlösungen, wenn man den Stickstoff in organischer Form und nicht als Ammoniumsulfat gibt, und zwar ist hierfür besonders das Asparagin geeignet, eventuell auch Pepton.

B. Nährgelatine.

Die eben erwähnten Nährlösungen werden durch Zusatz von Gelatine zu durchsichtigen festen Nährböden gemacht. **Man** nimmt 10 oder im Sommer 15 % der Nährlösung an feinster weißer Gelatine, läßt die Gelatine kurz in kaltem Wasser quellen, drückt sie mit der Hand aus und bringt sie in die Nährlösung hinein. Dann wird das Ganze im Wasserbad oder im Dampfstrom im Sterilisierapparat erwärmt, bis die Gelatine sich löst, dann die Reaktion nochmals kontrolliert, ob sie nicht durch den Gelatinezusatz sauer geworden ist. Dann wird filtriert durch ein Faltenfilter unter Zuhilfenahme eines Wärmetrichters, oder indem man den auf einer Kochflasche befindlichen Trichter mit der Gelatine in den Dampfsterilisierapparat einstellt. Diese Gelatinenährböden schmelzen bei etwa 25° C und sind unterhalb dieser Temperatur fest. Werden sie häufig oder zu lange sterilisiert, leidet die Erstarrungsfähigkeit. Besonders vorsichtig müssen Gelatinenährböden sterilisiert werden, wenn sie sauer sind, d. h. wenn zu ihrer Herstellung saure Nährböden, wie Bierwürze, Fruchtsäfte und dergleichen, verwendet wurden. In diesem Falle genügt, weil die meisten Bakterien auf saurem Nährboden nicht wachsen, einmalige Sterilisation bei 100° $^1\!/_4$ Stunde lang.

C. Nähragar.

Man kann durch Zusatz von Agar, einem aus Meeresalgen herzustellendem Kohlehydrat, Nährlösungen in feste, durchsichtige Nährsubstrate verwandeln, welche im Vergleich zu Nährgelatine erst bei höherer Temperatur schmelzen. Man fügt zu der Nährlösung $1^1\!/_2 - 2\%$ pulverförmigen Agar und erhitzt das Gemisch auf freier Flamme zum Sieden, wobei man die Flüssigkeit ständig bewegen muß, weil sie sonst sehr leicht anbrennt. Besser löst sich das Agar, wenn die Erhitzung im Dampf über 100°, also im Autoklaven vorgenommen wird. Das fertige Agargemisch erstarrt beim Abkühlen bei ungefähr 40°; will man es schmelzen, so muß man es im Wasserbad oder im Dampf auf 100° erhitzen. Das Agargemisch ist, wenn es in der beschriebenen Weise hergestellt wird, etwas trübe, doch wachsen auf derartig trübem Agar die Organismen meist besser als auf filtriertem. Will man die Filtration doch ausführen, so muß man dieselbe in einem heizbaren Trichter oder im Sterilisationsapparat in der bei der Gelatine beschriebenen Weise vornehmen.

Nährsubstrat für Knöllchenbakterien[1]).

50 g Bohnen- oder Erbsenmehl werden in einem Literkolben mit wenig kaltem Wasser zu einem gleichmäßigen Brei angeschüttet; der Kolben wird dann bis zur Marke mit kaltem Wasser gefüllt. Nachdem das Ganze unter öfterem Umschütteln

---

[1]) Nach Vogel und Zipfel, Zbl. f. Bakt. II., Bd. 54, S. 18.

24 Stunden gestanden hat, ist der größte Teil des löslichen Eiweißes in die über dem Bodensatz befindliche klare Flüssigkeit übergegangen. Die Flüssigkeit wird abgehebert bzw. vorsichtig abgegossen, filtriert, auf 1 l aufgefüllt und unter Zugabe von 3% Agar und 2% Traubenzucker zu Nähragar verkocht. Eines Zusatzes von Alkali oder Säure bedarf es nicht.

D. Farblösungen.

1. Löfflers Methylenblau. 30 ccm gesättigte alkoholische Methylenblaulösung und 100 ccm Kalilauge 1 °/₀₀. Das Gemisch hält sich nur kürzere Zeit und wird am besten frisch aus den beiden Komponenten bereitet.

2. Karbolfuchsin.

Fuchsin	1 g
Karbolsäure, kristallisiert .	5 g
Alkohol	10 ccm
Wasser	100 ccm

Die Lösung wird am besten jedesmal vor Gebrauch filtriert.

3. Anilinwasserfuchsin. Etwa 1 ccm helles Anilinöl wird im Reagenzglas mit ungefähr 10 ccm Wasser kräftig geschüttelt und dann das entstandene Anilinwasser durch ein angefeuchtetes Filter filtriert. Das ungelöste Anilinöl gießt man nicht mit durch das Filter. Dann fügt man zu dem Anilinwasser so viel gesättigte alkoholische Fuchsinlösung, daß das Gemisch im Reagenzglas eben noch durchsichtig ist.

4. „Gramviolett" = **Anilinwasser-Gentianaviolett.** 4 ccm Anilinöl werden mit 100 ccm Wasser geschüttelt; die Lösung wird durch ein angefeuchtetes Filter gegossen. Zum Filtrate setzt man 11 ccm einer gesättigten Lösung von Methylviolett in 95 %igen Alkohol. Die Lösung ist erst nach 12—24 Stunden brauchbar und hält sich nur wenige Wochen. Haltbar ist dagegen das ebenso brauchbare **Karbol-Gentianaviolett.** Man bereitet es aus 100 ccm 2 ¹/₂ %igem Karbolwasser und 10 ccm gesättigter alkoholischer Lösung von Gentianaviolett.

5. Beize für Geißelfärbung.

10 ccm		20 %iger Tanninlösung
5	„	kaltgesättigte Ferrosulfatlösung
1	„	Fuchsinlösung.

6. Jodjodkalium.

1 g Jodkalium
100 Wasser
1 g Jod.

E. Maßanalyse oder Titrieranalyse (Volumetrie).

Bei den maßanalytischen Bestimmungen arbeitet man mit einer Lösung, deren Gehalt an wirksamer Substanz oder, wie man auch sagt, deren Titer genau bekannt ist. Man läßt diese Lösung aus einer mit $^1/_{10}$-Kubikzentimetereinteilung versehenen Glasröhre, der Bürette, zu einem mit einer Pipette abgemessenen Volumen der zu untersuchenden Lösung zufließen, so lange, bis eine bestimmte Endreaktion eintritt. Diese wird an einem Farbumschlag erkannt, welchen entweder die betreffende Lösung selbst oder ein ihr zugesetzter Indikator erleidet. Letzteres ist der Fall z. B. bei der maßanalytischen Bestimmung von Säuren und Basen. Aus dem in Kubikzentimetern gemessenen Volumen der verbrauchten Lösung von genau bekanntem Titer und aus dem angewendeten Volumen der untersuchten Lösung wird der Prozentgehalt der letzteren berechnet.

Das Normalvolumen ist das Liter bzw. das Kubikzentimeter.

Als Lösungen von genau bekanntem Titer wählt man Normallösungen, das sind Lösungen, welche 1 Grammäquivalent der wirksamen Substanz in einem Liter gelöst enthalten. Unter Grammäquivalent versteht man das Äquivalentgewicht einer Substanz in Gramm ausgedrückt, das ist diejenige Menge einer Substanz in Gramm, welche einem Gramm Wasserstoff äquivalent ist, d. h. also welche sich mit 1 g H verbinden oder 1 g H ersetzen kann. Das Äquivalentgewicht eines Elements ist demnach $\dfrac{\text{Atomgewicht}}{\text{Wertigkeit}}$; das Äquivalentgewicht einer Säure ist diejenige Menge, welche dem Molekulargewicht einer einwertigen Base äquivalent ist, also $\dfrac{\text{Molekulargewicht}}{\text{Zahl der H-Atome}^1)}$; das Äquivalentgewicht einer Base ist entsprechend $\dfrac{\text{Molekulargewicht}}{\text{Zahl der (OH) Gruppen}}$.

Das Äquivalentgewicht von

HCl	ist also	$35{,}5 + 1 = 36{,}5$ g.	Eine n. HCl	enthält also 36,5 g HCl	in 1 l
H_2SO_4 „	„	$\dfrac{98{,}08}{2} = 49{,}04$ „	„ n. H_2SO_4 „	„ 49,04 „ H_2SO_4	„ 1 l
Essigsäure	$CH_3 COOH = 60$	„	„ n. Essigs. „	„ 60 „ Essigs.	„ 1 l
Milchsäure	$CH_3CHOH COOH = 90$	„	„ n. Milchs. „	„ 90 „ Milchs.	„ 1 l
Oxalsäure	$COOH\,COOH\,\dfrac{90}{2} = 45$	„	„ n. Oxals. „	„ 45 „ Oxals.	„ 1 l

---

$^1)$ Dabei kommt nur der Wasserstoff in Betracht, der durch Metall ersetzbar ist, also in organischen Säuren derjenige der Karboxylgruppe COOH.

Das Äquivalentgewicht von

KOH	ist also	$56{,}15$ g.	Eine n. KOH enthält also $56{,}15$ g KOH in 1 l
NaOH	„ „	$40{,}05$ „	„ n. NaOH „ „ $40{,}05$ „ NaOH „ 1 l
Ba(OH)$_2$	„ „	$\dfrac{171{,}42}{2} = 85{,}71$ „	„ n. Ba(OH)$_2$ „ „ $85{,}71$ „ Ba(OH)$_2$ „ 1 l
Na$_2$CO$_3$ [1])	„ „	$\dfrac{106{,}1}{2} = 53{,}05$ „	„ n. Na$_2$CO$_3$ „ „ $53{,}05$ „ Na$_2$CO$_3$ „ 1 l

Meist arbeitet man in der Maßanalyse mit verdünnteren Lösungen, mit $\dfrac{n}{10}$ oder $\dfrac{n}{100}$ Lösungen, die also $\dfrac{1}{10}$ oder $\dfrac{1}{100}$ Grammäquivalent im Liter gelöst enthalten.

Die Maßanalyse umfaßt folgende drei Hauptabschnitte:

1. Neutralisationsmethoden (Alkalimetrie und Acidimetrie).
2. Oxydations- und Reduktionsmethoden.
3. Fällungsmethoden.

Bei unseren Arbeiten benutzen wir die Neutralisations- und Oxydations-Reduktionsmethoden.

I. Neutralisationsmethode (Alkalimetrie und Acidimetrie).

Da Basen und Säuren in äquivalenten Gewichtsverhältnissen zu neutralen Salzen zusammentreten, so kann man mit Hilfe der Normallösung einer Säure (bzw. einer Base) den Gehalt einer unbekannten Lösung an Base (bzw. an Säure) bestimmen.

Um den Neutralisationspunkt dem Auge sichtbar zu machen, setzt man der zu titrierenden Flüssigkeit einen Indikator zu, das ist ein organischer Farbstoff, welcher in saurer Lösung eine andere Farbe besitzt als in neutraler oder in alkalischer Lösung.

Solche Indikatoren sind z. B.

Phenolphtalein,	in alkalischer Lösung rotviolett,			in saurer Lösung farblos.				
Methylorange,	„	„	„	gelb,	„	„	„	rosa.
Methylrot,	„	„	„	gelb,	„	„	„	rot.
Kongorot,	„	„	„	rot,	„	„	„	blau.
Lakmus,	„	„	„	blau,	„	„	„	rot.

Die zu den Analysen notwendigen Normallösungen werden nicht alle unabhängig voneinander bereitet, sondern man geht von einer mit besonderer Genauigkeit herstellbaren Lösung aus,

---

[1]) Man kann an Stelle von Basen, die, wie vorhin erwähnt, die OH-Gruppe enthalten, auch alkalisch reagierende Salze, z. B Alkalikarbonate, anwenden. Das Vorhandensein von OH in Na$_2$CO$_3$ kommt durch hydrolytische Spaltung zustande, wobei NaOH entsteht.

7*

der „Urtiterlösung" und stellt mit deren Hilfe alle anderen notwendigen Normallösungen her. Besonders geeignet als Grundlage des Alkalimetrie und Acidimetrie ist chemisch reines kalziniertes Natriumkarbonat.

Herstellung von 0,1 n. Na_2CO_3-Lösung.

Wasserfreies Na_2CO_3 (Natrium carbonicum anhydricum pro analysi, Merck) wird durch Glühen im Platintiegel bis 300° völlig wasserfrei gemacht. Dies geschieht im Sandbad, der Sand muß außen im Bade so hoch stehen wie die Soda innen im Tiegel. Man erwärmt allmählich langsam auf 230° und von da an noch $1/2$ Stunde bis auf 300°. Man rührt häufig mit einem kurzen dicken Platindraht um, der immer in der Soda stecken bleiben muß. Man glüht bis zur Gewichtskonstanz, dann wiegt man 5,3050 g Na_2CO_3 ab und löst zu 1 l in H_2O. (Äquivalentgewicht von Na_2CO_3 : 53,05.)

Herstellung von 0,1 n. H_2SO_4-Lösung.

Man stellt zunächst eine H_2SO_4-Lösung von annähernd doppelter Stärke her, indem man 42 g reine konzentrierte H_2SO_4 abwiegt und mit destilliertem H_2O auf 4 l auffüllt. Diese Lösung entspricht einer rd. 0,2 n. H_2SO_4. Zur genauen Einstellung des Titers benutzt man die Urtiterlösung von 0,1 n. Na_2CO_3 und verfährt folgendermaßen: Man pipettiert 25 ccm der 0,1 n. Na_2CO_3-Lösung in eine Porzellanschale, fügt 5 Tropfen Methylorange hinzu, wodurch die Lösung schwach gelb gefärbt wird, und läßt nun aus der Bürette H_2SO_4 zufließen, so lange, bis die Farbe von Gelb in Orangegelb (Rötlichgelb) umschlägt. Zur Feststellung des richtigen Umschlagfarbentones setzt man zwei Porzellanschalen mit je 25 ccm H_2O und 5 Tropfen Methylorange daneben, gibt zu der einen einige Tropfen Säure bis zur Rotfärbung, die andere ist hellgelb gefärbt. Die neutralisierte Na_2CO_3-Lösung muß die mittlere Nuance (orange) zwischen diesen zwei Farben zeigen. Ist diese Farbe erreicht, so kocht man die Flüssigkeit auf, wodurch etwa in ihr gelöste freie CO_2 herausgetrieben wird, so daß die Lösung wieder gelb erscheint. Man kühlt durch Einstellen in kaltes Wasser die Schale ab, kehrt dabei die orangerote Farbe wieder, so ist die Titration beendet, wenn nicht, so muß noch H_2SO_4 zugesetzt werden, bis zur Rotfärbung, dann wird wieder aufgekocht, abgekühlt usw. Der Titer der H_2SO_4 berechnet sich auf folgende Weise: Angenommen, man braucht zur Neutralisation der 25 ccm 0,1 n. Na_2CO_3 12,9 ccm H_2SO_4.

Wäre die Schwefelsäure schon richtig, so müßten 25 ccm

derselben durch 25 ccm der $^1/_{10}$ normalen Sodalösung neutralisiert werden, also muß der vorhandene Rest der Säure, nämlich 4000 — 12,9 ccm = 3987 ccm im Verhältnis 12,9 : 25, also auf 7727 ccm verdünnt werden.

Herstellung von rd. 0,03 n. Ba(OH)$_2$-Lösung.

Zur Titration von Säuren bei unseren Analysen benutzen wir nicht die 0,1 n. Na$_2$CO$_3$-Lösung, sondern eine Barytlauge von rd. 3 fach geringerer Konzentration, die man herstellt, indem man 50 g Ba(OH)$_2$ in $^1/_2$ l kochendem H$_2$O auflöst und diese dann auf etwa 8 l auffüllt. Man läßt die trübe Lösung über Nacht absitzen und hebert die klar überstehende Lauge am nächsten Tage ab. Der Titer der Barytlauge ändert sich leicht durch Anziehung von CO$_2$ aus der Luft und muß daher jedesmal neu bestimmt werden durch Vergleich mit der 0,1 n. H$_2$SO$_4$.

Man bringt 10 ccm der 0,1 n. H$_2$SO$_4$ in ein Erlenmeyerkölbchen, setzt 1 Tropfen Methylrot hinzu und läßt aus der Bürette die Barytlösung zufließen, bis die rote Farbe in Gelb umschlägt. Angenommen, 10 ccm H$_2$SO$_4$-Lösung erfordern 28,7 ccm Barytlösung zur Neutralisation, dann ist die Normalität der Barytlauge zu berechnen nach der Gleichung.

$$10 : 0,1 = 28,7 : x$$
$$x = \frac{10 \cdot 0,1}{28,7} = 0,035 \text{ n.}$$

Beispiele.

1. Bestimmung des Gehaltes einer Lösung an Milchsäure.

Man pipettiert 10 ccm der Milchsäure enthaltenden Lösung in ein Becherglas, setzt 1 Tropfen Phenolphtalein hinzu und läßt nun aus der Bürette die Barytlauge zufließen, deren Titer mit Hilfe der 0,1 n. H$_2$SO$_4$ bestimmt wurde, bis die farblose Lösung in Rot umschlägt.

Berechnung: Zur Neutralisation von 10 ccm Milchsäurelösung sind 30,5 ccm Baryt nötig. 28,7 ccm Baryt entsprechen 10 ccm 0,1 n. H$_2$SO$_4$ (s. oben) oder 10 ccm irgendeiner anderen 0,1 n. Säure, z. B. $^1/_{10}$ Normalmilchsäure, die in 10 ccm 90 mg Milchsäure enthält. Also werden 28,7 ccm unserer Barytlauge von 90 mg Milchsäure neutralisiert oder 30,5 ccm von 95,6 mg Milchsäure. Letztere Menge ist demnach in 10 ccm der zu untersuchenden Milchsäurelösung enthalten oder 0,956 %.

2. Bestimmung des Gehaltes einer Lösung an Essigsäure bzw. an Oxalsäure. (S. Aufgabe Nr. 11, 58.)

Die Berechnungen sind entsprechend wie bei Milchsäure durchzuführen.

10 ccm $\frac{1}{10}$ Normalessigsäure enthalten 60 mg Säure.

10 „ $\frac{1}{10}$ „ Oxalsäure „ 45 „ „

3. Bestimmung des NH₃-Gehaltes einer (NH₄)₂SO₄-Lösung als Vorübung für die Stickstoffbestimmungen.
(S. Aufgabe Nr. 29, 33.)

Zunächst muß aus der $(NH_4)_2SO_4$-Lösung NH_3 in Freiheit gesetzt werden, indem man einen Überschuß von Lauge (MgO bzw. KOH) zusetzt. Der Kolben wird nach Zufügung der Lauge sofort an den Destillationsapparat angeschlossen und dann erhitzt. Die freiwerdenden NH_3-Dämpfe werden durch ein Kühlrohr in eine Vorlage geleitet, in welcher sich eine pipettierte Menge $\frac{n}{10}$ H_2SO_4 befindet, welche durch 1 Tropfen Methylrot rot gefärbt ist. Ein Teil der H_2SO_4 wird durch eine äquivalente Menge NH_3 gebunden unter Bildung von $(NH_4)_2SO_4$. Man destilliert so lange, bis die übergehende Flüssigkeit rotes Lakmuspapier nicht mehr bläut. War in der Vorlage zu wenig H_2SO_4 vorhanden, so färbt sich die Flüssigkeit gelb; man fügt dann mit der Pipette eine neue Menge $\frac{n}{10}$ H_2SO_4 hinzu. Nach Beendigung der Destillation wird die Vorlage mit H_2SO_4 aufgekocht zum Vertreiben gelöster CO_2; nach dem Abkühlen wird die unverbraucht überschüssige H_2SO_4 mit Baryt zurücktitriert. Aus der Zahl Kubikzentimeter vorgelegter H_2SO_4 und zurücktitrierter $Ba(OH)_2$ läßt sich die Menge der übergegangenen $NH_3 - N$ berechnen.

Berechnung: Vorgelegt waren 20 ccm $\frac{n}{10}$ H_2SO_4, zurücktitriert wurden 9,5 ccm $Ba(OH)_2$.

10 ccm 0,1 n. H_2SO_4 = 28,7 ccm $Ba(OH)_2$ (s. o.)
20 „ 0,1 n. H_2SO_4 = 2 · 28,7 „ 57,4 ccm Baryt

Zieht man von diesen 57,4 ccm die zurücktitrierten 9,5 ccm $Ba(OH)_2$ ab, so bleiben 57,4 − 9,5 = 47,9 ccm $Ba(OH)_2$, welche der übergegangenen NH_3-Menge chemisch gleichwertig sind. Nun entsprechen 10 ccm $\frac{n}{10}$ H_2SO_4 14 mg N. Denn nach der Gleichung

$$H_2SO_4 + 2\,NH_3 = (NH_4)_2 \cdot SO_4$$

entspricht 1 Grammäquivalent $\frac{98,08}{2} = H_2SO_4$

„   1   „ $17\ = NH_3$ bezw.

„   1   „ $14\ = N$

$\frac{98,08}{2}$ mg H_2SO_4 sind enthalten in 10 ccm $\frac{n}{10}$ H_2SO_4. Also entsprechen 14 mg N 10 ccm $\frac{n}{10}$ H_2SO_4 oder 28,7 ccm $Ba(OH)_2$. Die zurücktitrierten 47,9 ccm $Ba(OH)_2$ entsprechen also $\frac{47,9 \cdot 14}{28,7} = 23,4$ mg N. Die $(NH_4)_2SO_4$-Lösung enthält also 23,4 mg N.

Diese Berechnung des NH_3-N-Gehaltes einer Lösung wird angewendet bei der Bestimmung des Gesamt-N-Gehaltes von Substanzen und bei der Bestimmung des Nitrat-N-Gehaltes in Erde. Der Anfänger benutzt sie zweckmäßig zur Einübung des Kjeldahlverfahrens und zur Kontrolle seiner $^1/_{10}$ Normalsäure. Dabei geht er von einer genau abgewogenen Menge reinen Ammoniumsulfates aus.

II. Oxydations- und Reduktionsanalysen.

Permanganatmethode.

Dieselbe gründet sich darauf, daß 2 Grammoleküle $KMnO_4$ in schwefelsaurer Lösung (also freier Übermangansäure) 5 Grammatome $O = 10$ Grammatome Wasserstoff abgeben.

$$2\,KMnO_4 + 3\,H_2SO_4 = 2\,MnSO_4 + K_2SO_4 + 3\,H_2O + 5\,O.$$

Die zur Herstellung einer normalen $KMnO_4$-Lösung erforderliche Menge $KMnO_4$ ergibt sich demnach zu

$$\frac{2\,KMnO_4}{10} = \frac{2 \cdot 158,15}{10} = 31,63\ \text{g}\ KMnO_4.$$

Für die meisten oxydimetrischen Bestimmungen verwendet man eine 0,1 n. $KMnO_4$-Lösung; über deren Herstellung s. z. B. Autenrieth, Quantitative chemische Analyse, 2. Aufl., S. 228.

Die $KMnO_4$-Titration eignet sich zur Bestimmung vieler organischer Sustanzen (z. B. Tannin), da diese durch den freiwerdenden O zu CO_2 und H_2O oxydiert werden. Die rote $KMnO_4$-Lösung wird dabei entfärbt. Man pipettiert ein bestimmtes Volumen der zu untersuchenden Lösung in ein Becherglas, fügt, falls sie nicht von vornherein schon schwefelsauer war, 10 ccm verdünnte H_2SO_4 zu, verdünnt mit H_2O auf rd. 200 ccm, erhitzt auf 60—70° und läßt die 0,1 n. $KMnO_4$-Lösung aus der Bürette zutropfen. Anfangs bleibt die Lösung mehrere Sekunden rot, dann wird sie farblos, und von nun an wird jeder Tropfen Permanganat rasch entfärbt. Die rote Farbe bleibt bestehen, sobald alle organische Substanz oxydiert ist. Die Berechnung der Tanninmenge in Gramm pro Liter mittels Permanganattitration (s. Aufgabe Nr. 58) ergibt sich — nach empirischer Feststellung — durch Multiplikation der Anzahl Kubikzentimeter $\dfrac{n}{10}$ $KMnO_4$-Lösung mit 0,120.

III. Fällungsmethoden.

Beispiel:

Zuckerbestimmung durch Titration nach Fehling.

Manche Zuckerarten reduzieren die Fehlingsche Lösung, eine alkalische Kupferlösung, unter Abscheidung von rotem Kupferoxydul, und man kann diese Reaktion benutzen, um diese Zuckerarten titrimetisch zu bestimmen. Zu dem Zweck stellt man sich Fehlingsche Lösung her, indem man:

1. 69,278 g reines eisenfreies, umkristallisiertes und nicht verwittertes Kupfersulfat zu 1 l Lösung in Wasser auflöst;

2. 346 g Seignettesalz in Wasser löst, Natronlauge enthaltend 102 g NaOH zugießt und mit Wasser auf 1 l auffüllt. Durch den Zusatz des Seignettesalzes, eines Natriumkaliumtartrates, bildet sich ein tiefblau gefärbtes Komplexsalz des Kupfers, welches auch bei Gegenwart von NaOH in Lösung bleibt.

Die angegebenen beiden Lösungen werden zum Gebrauch zu gleichen Teilen gemischt, wobei eine tiefblaue Lösung entsteht. Aufbewahrt werden die beiden Lösungen besser getrennt, weil die aus beiden gemischte Lösung sich nicht hält. Die zu untersuchende Zuckerlösung wird mit destilliertem Wasser so stark verdünnt, daß sich ihre Konzentration zwischen $^1/_2$ und 1 % bewegt und in eine Bürette gefüllt. Dann pipettiert man von jeder der beiden Fehlingschen Lösungen 10 ccm in ein Erlenmeyerkölbchen, erhitzt die blaue Lösung zum Sieden und läßt dann aus der Bürette ungefähr 10 ccm der verdünnten Zuckerlösung zulaufen. Nun wird abermals zum Sieden erhitzt, worauf ein Niederschlag von rotem Kupferoxydul sichtbar wird, während die überstehende Flüssigkeit noch blau erscheint. Die Reduktion ist also noch nicht vollständig und demnach noch nicht genug Zuckerlösung hinzugesetzt. Man fügt daher beispielsweise noch etwa 5 ccm Zuckerlösung zu und kocht wieder auf. Ist die überstehende Flüssigkeit immer noch blau, so fährt man in derselben Weise fort, indem man jedesmal ungefähr 1 ccm hinzusetzt und wieder aufkocht. Auf diese Weise wird ein Punkt erreicht, wo die blaue Farbe der Flüssigkeit eben verschwindet. Um diesen Endpunkt der Reduktion genau zu ermitteln und also den Punkt festzustellen, wo eben alles gelöste Kupfer aus der Flüssigkeit verschwunden ist, nimmt man eine Nebenreaktion zu Hilfe. Man filtriert einige Tropfen der heißen Kupferlösung durch ein angefeuchtetes Filter in ein Reagenzglas, säuert mit Essigsäure an und fügt einen Tropfen Ferrocyankaliumlösung zu. Färbt sich dabei die Flüssigkeit rot, so wird dadurch die Gegenwart von gelöstem Kupfer angezeigt, und die Reduktion war noch nicht beendet. Man setzt nun weiter je $^1/_2$ ccm Zuckerlösung zu der Fehlingschen Lösung zu und prüft nach dem Aufkochen jedesmal in der angegebenen Weise unter Verwendung eines frischen Filterchens mit Ferrocyankalium, bis dabei die Rotfärbung der Flüssigkeit ausbleibt. Man macht nun einen neuen Versuch, wobei man dem neuen Quantum Fehlingscher Lösung von vornherein gleich fast die ganze Menge Zuckerlösung zusetzt, die man im ersten Versuch gebraucht hat. Also, wenn man im ersten Versuch z. B. 19,5 ccm Zuckerlösung gebraucht hat, so setzt man jetzt gleich 19 ccm zu. Ist die Flüssigkeit dann noch blau, so fügt man weitere Zuckerlösung in Stufen von etwa 0,2 ccm zu, bis sich der Schluß der Reaktion mit Ferrocyankalium feststellen läßt. Die Berechnung der Analyse geschieht auf Grund der Tatsache, daß 1 ccm der angegebenen Fehlingschen Lösung gerade reduziert wird von 4,941 mg Invertzucker oder 7,78 mg Maltose oder 6,7 mg Milchzucker (Laktose). Rohrzucker kann auf die angegebene Weise auch bestimmt werden, doch reduziert Rohrzucker die Fehlingsche Lösung erst nach Inversion, d. h. Überführung in Invertzucker. Zu dieser Inversion kann man die sogenannte Zollvorschrift benutzen. Nach dieser versetzt man 75 ccm Zuckerlösung, die nicht mehr als das halbe Normalgewicht 13,024 g Zucker enthalten soll, in einem 100 ccm-Kölbchen mit 5 ccm Salzsäure vom spezifischen Gewicht 1,19, erwärmt auf 67—70° C im Wasserbad, was $2^1/_2$—5 Minuten in Anspruch nimmt, erhält 5 Minuten lang mit in die Flüssigkeit eintauchendem Thermometer unter Umschütteln auf $65-70^\circ$ und füllt dann auf 100 ccm auf. Bei dieser Inversion geht 1 Molekül Rohrzucker unter Aufnahme von 1 Molekül Wasser in 1 Molekül Invertzucker über, welcher aus gleichen Mengen Dextrose und Lävulose besteht:

$$C_{12}H_{22}O_{11} + H_2O = C_6H_{12}O_6 + C_6H_{12}O_6$$

$$\text{Rohrzucker} \qquad\qquad \text{Dextrose} \quad\; \text{Lävulose}$$

Sachverzeichnis.

Technik und Methodik der Bakteriologie und Serologie.
Von Obermedizinalrat Professor Dr. **M. Klimmer**, Direktor des Hygienischen Instituts an der Tierärztlichen Hochschule Dresden. Mit über 200 Abbildungen. Erscheint im Herbst 1922

Praktikum der Gewebepflege oder Explantation besonders der Gewebezüchtung.
Von Dr. phil. **Rhoda Erdmann**, Privatdozent der Philosophischen Fakultät an der Friedrich Wilhelms-Universität zu Berlin. Mit 101 Textabbildungen. Preis M. 360.—

Die pathogenen Protozoen und die durch sie verursachten Krankheiten.
Zugleich eine Einführung in die allgemeine Protozoenkunde. Ein Lehrbuch für Mediziner und Zoologen. Von Professor Dr. **Max Hartmann**, Mitglied des Kaiser Wilhelm-Instituts für Biologie, Berlin-Dahlem und Professor Dr. **Claus Schilling**, Mitglied des Instituts für Infektionskrankheiten »Robert Koch«, Berlin. Mit 337 Textabbildungen. 1917. Preis M. 1320.—

Kurzgefaßte Anleitung zu den wichtigeren hygienischen und bakteriologischen Untersuchungen.
Von weil. Geh. Med.-Rat Professor Dr. **Bernh. Fischer.** Dritte, wesentlich umgearbeitete Auflage von Professor Dr. **Karl Kisskalt.** (Verlag von August Hirschwald in Berlin.) 1918.
Gebunden durchschossen M. 660.—

Leitfaden der Mikroparasitologie und Serologie.
Mit besonderer Berücksichtigung der in den bakteriologischen Kursen gelehrten Untersuchungsmethoden. Ein Hilfsbuch für Studierende, praktische und beamtete Ärzte. Von Professor Dr. **E. Gotschlich**, Direktor des Hygienischen Instituts der Universität Gießen und Professor Dr. **W. Schürmann**, Privatdozent der Hygiene und Abteilungsvorstand am Hygienischen Institut der Universität Halle a. S. Mit 213 meist farbigen Abbildungen. 1920.
Preis M. 564.—; gebunden M. 642.—

Repetitorium der Hygiene und Bakteriologie in Frage und Antwort.
Von Professor Dr. **W. Schürmann**, Universität Gießen. Vierte, verbesserte und vermehrte Auflage. 9. bis 15. Tausend. 1922. Preis M. 270.—

Der Gebrauch von Farbenindicatoren,
ihre Anwendung in der Neutralisationsanalyse und bei der colorimetrischen Bestimmung der Wasserstoffionenkonzentration. Von Dr. **I. M. Kolthoff**, Konservator am Pharmazeutischen Laboratorium der Reichs-Universität Utrecht. Mit 7 Textabbildungen und 1 Tafel. 1921. Preis M. 360.—